「顔美学」

見られる顔から見せる顔へ

押田 良機 著

Aesthetics of the Face

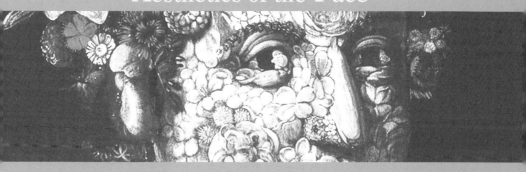

医歯薬出版株式会社

This book was originally published in Japanese
under the title of :
KAO BIGAKU
(Aesthetics of the Face)

OSHIDA, Yoshiki
  Indiana University School of Dentistry, Professor Emeritus
  University of California San Francisco, School of Dentistry, Adjunct Professor

© 2019 1st ed.
ISHIYAKU PUBLISHERS, INC.
  7-10, Honkomagome 1 chome, Bunkyo-ku,
  Tokyo 113-8612, Japan

顔美学 ―見られる顔から見せる顔へ―

目　次

Contents

1. まえがき ……………………………………………………… 1

2. 「美」とは，何であろうか? ………………………………… 7

3. 美の探求と美の形態 ………………………………………… 12

4. 美の意識と認識 ……………………………………………… 17

5. 社会美学 ……………………………………………………… 25

6. 顔と顔学 ……………………………………………………… 28

7. 顔の表情 ……………………………………………………… 40

8. 顔の認識，印象，記憶 ……………………………………… 51

9. 顔の情報とコミュニケーション …………………………… 70

☕ **Coffee break** 人と人との間－距離学について ……… 85

10. 美術解剖学と顔パーツの役目 ……………………………… 91

11. 審美形成外科の概要とその必要性 ………………………… 112

12. 審美歯学・矯止歯学の意味と美への貢献度 …………… 122

13. 黄金比 ………………………………………………………… 129

14. 平均顔 133

15. 顔の対称性と非対称性 136

16. 魅力について 145

☕ **Coffee break** 情報過多消化不良症候群 150

17. 食と美 155

18. 顔魅力 160

19. 対人魅力 178

20. 笑顔とその効果 183

21. 表情美学と化粧 187

22. 人の老化と美の劣化 200

23. 自分の顔，実像と鏡像 204

24. あとがき 208

索引 213

1. まえがき

　顔の整形・形成の専門書・啓蒙書・ハウツー書・セミナー，あるいは
SNSを介しての症例紹介などが世に氾濫している．これらの情報源か
ら発信される量は過剰気味で，その内容を理解あるいは正誤を判断し得
る受信側の能力と許容量を，はるかに超えている．いわゆる情報消化不
良の状態である．人間の脳は少ない情報量を最大限に活用できるように
進化してきたはずである．記憶容量が大きいのに出力が小さいという脳
の特徴は，一時に大量の情報を処理することはできないが，少ない情報
を貯め込み活用するのには向いているはずである．

　「美顔（美しい顔）」と言えば，すぐに話がまとまってしまうような感
じがする一方，「顔美（顔の美）」となると，何か奥がありそうな期待感
がある．本書を読み進んでいくと，たしかに「顔美」は幅も奥行きもあ
り，未完な分野であることがわかるであろう．

　最近の研究では，生活上重要と思われる因子に，「美しい人は，より
望ましい結果に到達でき，好ましい人物と評価される．したがって，有
利な扱いを受ける」とある．ここに，Beauty and Body Dysmorphic
Disorder（BBDD）という言葉がある．これは自己認知不調であり，身
体異常形態不調ともいえる．外観への非存在感が損なわれている先入観
である．最近の研究によると，全人口の0.7〜2.4％にB（body）DDが発
生している．他のデータでは，6〜16％に何らかの審美的治療を望んで
いる結果が示された．そして，より多くの人々が皮膚科での治療や整形
外科的な治療を，ある時点で希望している．

　しかし，このような患者は治療にあまり満足しておらず，皮膚科医で
すらわずか15％だけが審美的治療に成功している，とする報告があ
る[1]．これ以外にも，歯科治療に含まれる審美歯科あるいは矯正歯科の
施術内容も追加される．口を開かないと認識できない白い歯や美しい歯

並びといった口腔審美性は，口が顔の一部であるとは言え，上述の BBDDに含まれていなかったゆえに，これらを考慮すると上述の数字 は異なってくるはずである．

　世の中には「整形外科」「審美整形外科」「形成外科」「審美形成外科」等々 の外科的施術法が提案され，それを希望する患者に施されている．患者 のニーズにある程度あった結果が得られれば，成功とされている．いわ ば，外面から施術者の責任の下で患者の顔をその美的アイデアに沿うよ うに，術を施しているのである．ここには，変貌するであろう患者自身 の美への期待，不安などの内面的変化はあまり介入されない．したがっ て，術の結果は施術者の腕にかかってくる．

　医者が狙い，患者が望む「美」は，はたしてこれで完結しているので あろうか？　筆者は，この点に常に大きな疑問を抱いている．美を追求 する医療行為であるとはいえ，はたして，美学本来の基礎をしっかりと 理解したうえでの治療計画が綿密に行われているのか，いたって疑問で ある．というのも，美学に関わる学問の多岐にわたる特性と，その深さ には驚かされる．そこには，ざっと考えても，美術解剖学，社会美学， 顔美学，顔の認知，顔の印象と表現，対称性と黄金比，顔によるコミュ ニケーション，非言語コミュニケーション，表情の美，魅力，老いの美 学，顔の変化と内面的変動の関連性，美の創造性と創造主の責任，等々 が列をなしている．これらは，巧みにして複雑系を呈し，絡み合ってい るのである．そのうえ「美顔」は，いたって個人的であり，同じコンセ プトや術法をすべての患者に使えるとはかぎらない．さらに「顔の美」 には，静的な美と動的な美，顔そのものの経年変化と，それに伴う施さ れた人工美の経年変化の認識等をも考慮する必要がある．

　そこで，筆者はこれからの新しい医療の一つのあり方として，「顔美 学を基礎とした審美歯科ならびに形成外科への提案」を主な趣旨に，本 書を世に送り出した．患者に対し，もろもろのテクニックと材料を用い て一応美顔となっても，はたしてどれだけの「真の美」や「幸が伴う美」 を患者が獲得しえたか，今の段階では答えがない．

日本人の好む美顔と他の国民の好む美顔とは，明確に異なる．たとえば，日本人（正面顔の美が重要）と韓国人（横顔の美が重要）との間でも，差異があることは自明である．今の医療現場で，どれだけ上述した諸問題を正確に把握し，患者を施術しているかも全くわからないが，想像するに決して多くはない．もしそうであれば，これら「顔の美」が主流になってよいはずである．まさに，これからの新しい「美顔を求める」医療のあり方が，自然と見えてくる．「整形顔をいかにして，見抜くか？」といった，施術者への新たなチャレンジもある．ますます施術者，患者，傍観者の間の「美」を介しての葛藤が激しくなってきているのが，現状である．

　最近，特に審美臨床外科で小顔やアンチエイジング等が取沙汰されていることは，周知の事実である．そのなかでも，その人そのものを表現し，さらに非言語としての情報まで発信しうる顔には，特別な興味が集まっており，勢い美容形成外科の治療対象者も「顔」に集中してきている．ここで，「美」の概念と「顔」にまつわる概念を統合した「顔美学」という新しい学際的な学問が誕生する機が熟してきたと筆者は感じた．まさに，実行（「する」という動詞は，ラテン語faciaに由来する顔faceから派生した動詞facioであり，作る・実行を意味）するときである．

　「顔」には一人ひとりの個人的な歴史もあり，情報を発信し得る特異性がある．一方，歴史の長い哲学，文学，芸術，音楽の対象である「美」には，鑑賞する美と，創造する人工美がある．「美」には，この人工美以外に，自然美と最近加わった社会美がある．本書で取り扱う「美」は，人の顔に関するので，人工美と社会美のいずれか，あるいは双方を意味する．

　ここで，美容形成外科の立場から「美」を見ると，一般的に言われる「対称性の高い美顔」や「平均顔に近い美顔」を患者の顔というキャンバスの上に，外科医はそれなりの美的感覚に基づいて創造するわけである．その際，外面的な美が重視され，患者の内面的変化は，あまり問題となりえない．ただし，患者の期待から大きく異なる結果となった場合

には別問題となるが，はたして美容外科医は，「美」の創造をどの程度の感性をもって施術しているのか，察しがつかない．西田幾多郎曰く「作られるものが，作るものを，作る」[2,3]のである．ここではじめて，「美」を患者に提供する臨床外科医としての内面的な成長が期待できるわけである．

　世にあふれる過剰気味の情報量を逆手に取り，うまく整理することもできて不思議ではない．本書を準備するに際し，以下に述べる手法を実践した．研究を通しての新しい学問づくりは，通常，図左のように新たな学問に関与する（たとえば3つの）異なる専門分野（discipline）が重なる領域で得られた知識を共有する，学際的なアプローチである．これが一般に実施されている多分野をまたぐ学問づくりと理解され，実施されている．しかし，これでは新規に誕生した学問の幅が狭く，適応範囲にも限界がある．より積極的な新しい学問づくりには，図右のように素分野のなかで目指す新たな学問に，実用的なセグメントを縦横無尽に切り開き，並び替え，整理して，一つの独立した輪（学問）をつくりあげようとする手法である．

　図の右も左も日本語に訳すと，ともに「学際的」となる．しかし英語では，新しい学問創りのプロセスをinter-とtrans-とで，明白に区別している．なお，この両者の間にmulti-disciplinaryという言葉[4]もあることを付記しておく．もちろん，以上の学際的なアプローチのなかに，歯科と医科の連携も含まれる．歯科治療のメインであるinside-outの方向性をもつ施術法と，整形外科のメインであるoutside-inのメスの切り込む方向性をもつ施術法との連携で，初めてわれわれの求めている究極の顔の「美」が獲得できるのではないであろうか！　特に，スマイル顔を作るには口元の美化が重要であるので，審美形成外科と審美歯科との連携なしには，達成されない領域である．この点も上述した，学際的なアプローチが必須である．

　「整形」でなく「形成」であるため，美への探求には一歩深く入り込んでいる．しかも，美学であるため，多面的に形成された顔の美を考え

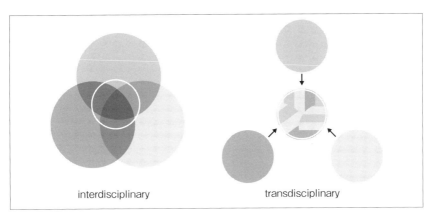
学際的

る．顔は，非言語コミュニケーションの最強の道具として，情報の発信，そして受信側の反応に，多くその役割が課せられる．ときとして，無意識のうちの顔の表情が，その個人の人格，履歴までを映し出す場合がある．現状での形成外科の施術内容は，結局のところ，「静の美」を患者の顔に整えるのを究極の目的としているが，施術後の患者の「動の美」に対する配慮に欠けており，これをも含めたケアが必要である．

　美容形成や整形が盛んとなっている現在，自己の身体イメージを改善する方向に走り出すと，次々と気になりだして堂々巡りしてしまう場合もある．そこには，悩む心の癒しであるはずの術式が，かえって自己のアイデンティティを奪うようなことになりかねない危険性もある．現在の顔の「美」の基準が将来にも同じ基準であり続けるという保証はない[5]．年を重ねるに従い，身体のいたるところは明らかに変化してくる．今獲得した顔の「美」と同じ顔で20年後，30年後を過ごせる自信のある人は，そう多くないであろう．自分の20年後，30年後のイメージをもつことが，長い目で見た「美」の追求といえるのではないかとも思える．

　本書は，形而上学的美の意義，探求，認識から考察を始め，美の社会への影響，美の顔との出会いに続き，顔の表情，印象，情報の受信・発

信源等を網羅する顔学に言及する．さらに，顔の各部位のもつ意味論，顔の全体的な美認識にも触れる．ここまでは，顔の静的な美が主な主眼であるが，本書の後半は，顔の表情，魅力といった動的な美，美の経年変化等を考察する．

参考文献

1）Vashi NA ed. Beauty and Body Dysmorphic Disorder：A Clinician's Guide. Springer, 2015.
2）藤田正勝．西田幾多郎　生きることと哲学．岩波新書，2007.
3）西田幾多郎．善の研究．岩波文庫，1979.
4）Brogren PO, et al. A model for the study of research and education in a transdisciplinary context. Knowledge, Technology & Policy. 1998；11（1-2）：167-190.
5）宮永美知代．美女の骨格 - 名画に隠された秘密．青春出版社，2009.

2. 「美」とは，何であろうか？

「美とは目と耳をよろこばせるもの」という有名な定義[1]があるが，はたしてそれだけであろうか？　山河の美しさ，芸術の美しさ，人格の美……美はさまざまな位相をとって人間の前に立ち現れ，より高い価値へとひとを導く．では，ひとはいかにして「美」を発見し，どのようにこれを受け入れてきたのか．いろいろと疑問はつきない．これから「5. 社会美学」まで，「美」一般についての意味，意義，歴史，探求，認識などを考えてみる．

美学（aesthetics）は，ギリシャ語のaisthesis（感性・感覚・感情）に由来する用語で，理性的認識に対比する感情的認識の学としての美学を意味する．美や美学に関係する研究分野として（特に神経美学では），美の本質（美とは何か），美の基準（何が美しいのか），美の価値の理由（美は何のためにあるのか），美の認知過程（美はどのように感じられるか），そして美の表現と創造（美はどのように表現されるか），の5つに集約される．

いわゆる，「美の美学」（Aesthetics of Beauty）とか，「美の力学」（Dynamics of Beauty）の学問の根底にあるのは，簡単な一言，「美しいものには，力がある」[2]．具体的に「美」を見ると，そこには，人の美，物の美そして心の美がある．

20世紀初頭に詩人で哲学的エッセイストであるカーリル・ギブランが「美は顔に宿しているのではなく，心の中の光である」と述べた[3,4]．神から授かった知性や知識を磨くのは個人に与えられた責任であるはずだが，残念ながら多くの人はこれを怠っている．心を磨くと，おのずからその美が顔に出て，それも深みをもった美となるはずであるが，それに気がついていない人が多い．外見を気にする人は，そのぶん見えない所が脆くなる．つまり，心の美はまさしく個人の美意識と感覚に直接関

7

係してくる.

　一方，物の美には，形（安定性を），色（感性を），そして調和（周囲とのバランス）を意味する三要素があり，すべて欠かせない要素である[5].「菜の花や月は東に日は西に」という俳句には，美しいという言葉もそれに類する表現も一切ない．しかし，この短い句で，美しくも壮大な自然のパノラマが，読む人の心に浮かびあがってくる.

　この「美しさ」という感情は，どこから出てくるのであろうか？　世の中には，「美しい花」「美しい風景」「美しい音楽」「美しい女性」など，美しいものは数限りなくある．今，「美しい」という言葉をこれらから取り除くと，「花」「風景」「音楽」そして「女性」が残る．でも不思議なことに，花と風景と音楽と女性の間に共通するものを考えてみれば…ない！　にもかかわらず，われわれがそのいずれをも「美しい」と感じ，同じ形容詞を使って表現するのは，何か「美そのもの」の存在を想定せざるをえなくなる．よって，「美そのもの」とは，個々の美しいものや，美意識が生れる以前から存在している美である．そして，それはいまも生きて働いている，美を作り出そうとする力と考えることができる.

　したがって，花や風景や音楽や女性の美の感覚，つまり「美意識」が出現するよりも先に，換言すれば，感覚（行動）と言語（意味）の二重構造をなす言葉より先に「美」があった，ということになる．「美」は常にすでに存在しているのでなければならない．したがって，美は絶対的なものであって，相対的なものではない[6].　一方，今道は「美は人間の希望である」と述べ，さらに「真と善と美とは人間の文化活動を保証し，かつ，刺戟してやまない価値理念である」とした[7].　真が存在の意味であり，善が存在の機能であるとすれば，美は，存在の恵みないし愛では，とも言及している[7].

　美が主語の場合は，絶対的な領域であるが，いったんそれが目的語となると，相対的な領域となってくる．でも，「この人は，あの人より美しい」という相対的な美への認識は，世の中にいやというほど存在する．しかし一方，「静の美（精確な美）」と「動の美（崩しの美）」という考えが

あり，「美」を人に，特に人の（身体の一部である）顔に適用すると，個性をもつ美となり，もはや，絶対的な美の域ではなくなるであろう．そして，個性美も経年的に常変し，それに伴う内面変化との競合も問題視されてくる．

このように，「美」という言葉が用いられる状況を数えあげてみると，絵画や音楽などの複数のモダリティにおける芸術表現や，機能美・自然美，そして言語表現や倫理観に至るまで，さまざまな状況で使用されることがわかる．「美しい」という形容詞は絵，音楽という具体的な名詞にかかることもあれば，言葉の内容や心のような抽象的な名詞にも適用されるのである．美とは多くの意味を内包する概念であり，視覚的・聴覚的な快さを指す場合もあれば，社会的・倫理的に優れているという評価を指す場合もある[8]．

「美」とは？ 美学の対象に，哲学，文学，芸術，音楽などの無機質を対象としたり，人間，特に顔を対象とする「美」もあるが，「美の力学」でいわれているように，美しいものには「力」が共存する．「美の美学」と「美の力学」ともいわれるゆえんが，ここにある．「花が花の本性を現じたる時最も美なるが如く，人間が人間の本性を現じたる時は美の頂上に達するのである」との西田幾多郎の名言[9]があるが，花は愛されて花になり，人は愛されて人になる，ということであろう．

人はなぜ，美しさに惹かれるのか？ 美を感じる心は，人間にのみ備わっているのだろうか？ もしそうだとしたら，鳥や，魚まで，なぜこんなに美しいのだろうか？ 美は，生命にとって本質的な何かではないのか？ 心理学では，人は単純すぎるものには快を感じず，複雑すぎるものには不快を感じ，その中間で，快感を最大にする「覚醒ポテンシャル」があるという理論がある[10]．ここに，感性（美しさや好みなどの総合的な評価やそれに対する感受性にとどまらず，低次の感覚印象や快などの感情から，高次の美的評価あるいは知的創造性までを含む意味をもつ）概念が入ってくる[10,11]．快・不快に関する変数としては，複雑性以外にも，新奇性，不明瞭性，曖昧性などの刺激特性などが提起されてお

り，それらの刺激特性が「ほどほど」のときには快は最大化されるといわれている．

　美の創造については，どうであろうか？　デイヴィド・ヒューム曰く，「美とは物自体が持つ質ではない．ただそれを見つめる人の心の中に存在する．人の心はそれぞれに違う美しさを感じ取るのである」[12]，あるいは，アリストテレスは「美の主要な形相，要因は秩序と対称性と明確さである」とも言っている．このような高次で高質な美が創造されたら，美を創造する人が創造した美によってさらに創りだされるという哲学者西田幾多郎の文，「作られたものは作るものを作るべく作られたのであり，作られたものという事そのことが，否定せられるべきであることを含んでいるのである．もし作られたものでなくして作るものというものがあるのではなく，作るものはまた作られたものとして作るものを作って行く」[9]が想起される．

　このように，「美」には絶対性と相対性の両面の性質があり，これは，美の認知あるいは創造においてもしかりである．また，「美は心に宿ってなく，むしろ顔と脳の要素の発展や進化のなかにある」．つまり，美は流動的である．美の人間的概念に対する進化理由の研究結果では，左右対称性，色と顔の毛といった特徴が認識される魅力度に関係する．美は物質的，精神的に輝くものを包含する言葉であり，物質的といえども最終的には精神が感じた事象であるので，美とは人間が精神的に感じる輝きであると言える．

文献

1) プラトン，藤田大雪訳．大ヒッピアス　美について．叢書ムーセイオン刊行会．2013（https://bookmeter.com/books/7874429）．
2) 佐々木健一．美学への招待．中央公論新社．2004．
3) 苧阪直行編．美しさと共感を生む脳：神経美学からみた芸術．新潮社．2013．
4) Swami V, Furnham A. The psychology of physical attraction. Routledge. 2008.
5) 木全　賢．デザインにひそむ＜美しさ＞の法則．ソフトバンク・クリエイティブ社，2009．
6) Jale Erzen 著，要　真理子訳．美学か美か─自然と芸術における形式と意味─．仲間

裕子, ハンス・ディッケル編. 自然の知覚 風景の構築, グローバル・パースペクティヴ. 三元社, 2014.

7) 今道友信. 美について. 講談社, 1973.

8) 菅野盾樹. なぜ自然は美的でありうるか あるいは, 光景の感情. 大阪大学大学院人間科学研究科紀要. 2003；29：227-249.

9) 西田幾多郎の名言・格言 (https://dictionary.goo.ne.jp/quote/228/)

10) Berlyne DE. Structure and direction in thinking. Wiley, 1965.

11) 感性による評価 (https://kagaku-jiten.com/cognitive-psychology/perception/evaluation-by-sensitivity.html)

12) デイヴィド・ヒューム, 大槻春彦訳. 人性論＜1＞ 第1篇 知性に就いて＜上＞. 岩波書店, 1995.

3. 美の探求と美の形態

　美とは，広い意味で心を動かす力である[1]．われわれが美に囲まれて暮らしているのは，人間の社会がそれなしでは成り立たないからであろう．社会を構成するすべての人と人との関係に，物の放つ美が大きな力を及ぼしている．それゆえに，人が人との関係を築くとか強化するなどの目的で物の美が利用されたり，強力な美を放つ物が創り出されたりしている．ある種の知覚的特性に心が惹かれる，あるいは刺激されるといったことは，最も広い意味での「美」の感覚といえる．

　「人間形成にとって美はいかなる意味をもつか」と言う疑問に，ドイツの教育学者[2]が，絵を描くことや即興で演奏することで，子どもに起こるデータを収集し，そこから絵画と音楽という異質な美の領域を統合的に扱い分析した．ここでは，美的経験を重視している．美的経験は一般的にいって美意識とほぼ同義であるが，美意識という言葉が心理学的美学でいう美的態度における意識過程と混同されるのを避けて，美的経験という言葉を使っている．詳しくは，美的価値経験の意であり，美や美に類する価値を経験することを指す．広くはこの価値をつくりだす活動としての芸術創作をも含むが，一般的には自然美と芸術美の観照を示唆している．

　ここで，美の対象として長い歴史をもつ美人画から見える人々の美への探求の変遷を見てみよう[3]．残っている古墳壁画や画屏風などで一般化された内容ではないとはいえ，限られた階級層の間では，美人として一世を風靡したとされる美人像を見ると，飛鳥時代は，ふっくらした輪郭と切れ長の目が美人とされ，奈良時代になると，あごがぽちゃっとして豊満，太い眉，小さい口が美人とされた．平安時代では，しもぶくれ，細い目，おちょぼ口，とがった小さい鼻，サラサラの長い髪などを具備した美人像が，人気を得ていた．さらに時代が降りて，鎌倉・室

町・安土桃山時代となると，武士の時代の女になっていき，美人白拍子などが人気となり，能に使ういわゆる「能面」で代表されるような美人のイメージへと変化した．江戸時代に入り，浮世絵で代表されるような，柳腰，うりざね顔，すっと通った鼻筋，おちょぼ口，といったのが江戸美人の条件となってきた．さらに，明治・大正時代の近代となると，「美人の基準」が変化し印刷物によって共通化されるようになり，人を寄せつけない冷たさを連想させる美人像であった．昭和に入り，映画やテレビなども登場し，たくさんの美人画像が見えることとなり，美人の基準はめまぐるしく，流行も変わるために多様性が出てきた．

　そのなかにあっても，平安時代と現代の美人像を顔のパーツ別に比較すると正反対の様相であり，目は細い目から大きな目へ，鼻は小さな鼻から高い鼻へ，体型はふくよかな体型から細みな体型へ，顎は丸い顎先からシャープは顎先へ，まぶたは一重から二重へ，そして，眉毛は山なしの太い眉毛から山ありの細い眉毛へ，変貌している．現代の女性に対する美の条件は，非常に複雑化してきた．現在の美人は，人を引き寄せ，人をくつろがせる公共財産のようなものになってきた[3]．つまり，個人美が社会性をおびてきたのである．

　以上見てきたように，文化や時代によって美人の条件はさまざまであるが，美人の判断基準に影響を与える社会的な要因として，3つの要素がある．すなわち，(1) 男女の力関係．そもそも，「美人」に関しては，語られるのは女性であるのに対し，語っているのは常に男性であること，(2) 美人の概念を考える際に，経済や政治的な要因も無視することができなく，美は常に社会のなかの一部の人しか手に入らないので，美は皆によって求められる価値がある　したがって，美は経済や社会地位の優位を象徴するシンボルになること，そして，(3) 芸術や文学の流行も美人の概念に影響を与えることがある．芸術や文学は時代の美意識を反映する一方で，美を創造する力ももっている[4]．

　"顔は時代の鏡，社会の鏡"と言われるように，顔を通してその時代を見ると，さまざまなことがわかってくる．「美人」という言葉は，か

13

つては男の目から見た美人論が男性誌を中心に語られていたが，現在では逆に女性誌の多くに記載されている．つまり，女性自らが理想像に照らして"私はこういう美人になりたい"と未来に向けた目標をもつように変わってきている傾向が見える．これは大きな変化である．かつては美の基準が男や社会の側に委ねられていた．ところがいまや，ある年齢以上になったときに，自分はどういう美人になりたいか，という目標を，女性自身が設定しようとしている社会現象が見えてくる．

　博報堂生活総合研究所の『生活定点』調査では，1998年から2008年の10年間で，多くの項目で「お金をかけたい（消費欲求）」の回答率は下降傾向にあるなか，女性の「美容にかけるお金」消費欲求だけが上昇しており，2008年の「美容にお金をかけたい」という女性の回答率は37.3％と，過去最高値を記録した[5]．「美しさ」とは，「身だしなみ」や「魅力」「色気」という言葉と関連づけられるように，他者から「見られること」，つまり異性や世間を意識したものであろう．美容への関心と投資が上昇しているということは，女性たちの外界へ向けた自己アピール欲求が高まっているということだろうか．女性たちの心のなかで，「美しさ」の定義が変わってきているのかもしれない．異性や世間など外界に対してアピールするための「美」ではなく，自分自身が喜び，納得するための「美」へと転換が起こっているのではないか．「見られる顔」の時代から「見せる顔」の時代に変遷してきた証ともとれる．

　次に，美のもつ形態について見ておこう．美の形式として重要なのが美的形式原理であり，これは形の美しさを見極めるとき，物の見方や意味，内容を切り離し，必然的に形の造形的要素だけで客観的に判断する方法を示す．この美的形式原理は造形の秩序を作り上げる文法であり，後章で議論する黄金比をはじめ，対称性やプロポーションなどの構成原理である．そして，特に有機的形体では，動物からアメーバに至るまで生物に共通した造形的特徴を具備し，その形態は，自然界の摂理によって必然的につくられた形体ゆえに，形状に無駄な箇所がなく，流れるような美しい曲線で囲まれているという造形的な特徴をもつ[6,7]．

余分な装飾を排して無駄のない形態や構造を追求した結果，自然にあらわれる美しさを「機能美」という．「機能」と「美」は排他的な関係ではなく，これらの間でうまくバランスがとれた状態であるともいえる．「機能美」という評価が得られるかどうかは，そのデザインの成功を判断する基準の一つとなっている．

　人はいつも美しいものを求める．そしてその美しさは本質的な美であり，一過性でもなく，また表層的なものでもない，根源的な美しさ，それが審美の本来の意味であると，パールソンらは，機能と美的価値との関係性に関し，機能美は"Relationship between function and aesthetic value（機能と審美の関係）"のほうが，より適切であると言及している．より本質に迫った機能美の定義であろう[8]．

　たしかに松木[9]が言うように，コーヒーカップと日本茶の茶碗とを比べてみて，どちらも同じ形や機能をもっているという点では同じであるが，コーヒーはコーヒーカップで飲むと美味しく，日本茶は茶碗で飲むと美味しいと感じるのは，ものには実用的な機能とは別に，心理的機能，つまり心に働きかける力をもっていることを示しており，これを「美」と呼んでいる．

　顔は見る時代から見せる時代に移行しているのであれば，当然社会機能性が問われる．つまり顔の機能美が重要となってくる．後章で考察する顔のそれぞれの部位（たとえば，目，鼻，口など）には，それぞれの表情機能が確認されており，それらを認識したうえでの美顔獲得のための施術が，ここでいう静的な機能美への探求ともいえる．

文献

1) 松本武彦．美の考古学：古代人は何に魅せられて来たか．新潮社，2016．
2) クフウス・モレンハウアー，真壁宏幹ほか訳．子どもは美をどう経験するか．玉川大学出版部，2001．
3) 岡田芳郎．山川浩二の広告ガラクタ箱　第3回　鶴見俊輔　移り変わる「美人の標準」．AD STUDIES．2013；45：42-43（http://www.yhmf.jp/pdf/activity/adstudies/vol_45_05.pdf）．
4) Z.W．美人の社会学．東京大学留学生　第1回作品（http://www.qmss.jp/i-student/

i-student/u-tokyo/work1/1-8.pdf)

5）博報堂生活総合研究所．生活定点1992-2016（http：//seikatsusoken.jp/teiten/）

6）三井秀樹．美の構成学．中央公論新社，1996．

7）三井秀樹．形の美とは何か．日本放送出版協会，2000．

8）Parsons G, Carlson A. Functional beauty. Oxford Univ Press, 2008.

9）松木武彦．人類の歴史は"美"の歴史．NHK 視点・論点．2016（http：//www.nhk.
or.jp/kaisetsu-blog/400/243477.html）．

4. 美の意識と認識

私たちは美しいものを好み，美しくありたいと願う．そして，絵画や彫刻，音楽などに代表されるようなさまざまな分野の芸術を，古くから人々は創作し，それらに魅了されてきた．美を作り，美を感じることは人類史上，ヒトが誕生した頃からすでに形成されていた機能（あるいは能力）であり，人間らしさの基盤となる一つの要素と考えられる[1]．

美がすでに目の前にあっても，気づかない人がいる．では，美は一体どのようにして自分を含め，人は認識するのであろうか？　われわれは常に美しさを求めて，美術作品や自然の風景を眺め，さらに身近なところでは顔，姿や立ち振る舞いの美しさを通して快い感情をもつことができる[2~4]．われわれ各人が「美しい」と感じたそのことが，各人の知る「美しさ」の基礎となるべきであり，また，「美しい」とは，合理的な出来方をしているものを見たり聴いたりしたときに生まれる感動である．無駄のないアスリートが良い例で，「美しいものには力がある」のである[5]．

西洋史上最高の思想家の一人であり，心の哲学者であったデヴィット・ヒューム[6]は，知覚を印象と観念に分けて，「美とは物自体が持つ質ではない．ただそれを見つめる人の心の中に存在する．人の心はそれぞれに違う美しさを感じ取るのである」と，美に対する認識を理解し，古い格言「美は見る人の目のなかにある」を言い当てている．

哲学や美学における芸術のさまざまな問題について，神経美学を脳研究の手法で研究する分野では，芸術や美の問題の要点は，「2．「美」とは，何であろうか？」でも触れたが，

① 美とは，芸術とは，何か（美や芸術の本質）

② 何が美しいのか，何が芸術なのか（美や芸術の基準）

③ 美は，芸術は何のためにあるのか（美や芸術の価値の理由）

④ 美は，芸術はどのように感じられるか（美や芸術の認知過程，脳のメカニズム）

⑤ 美は，芸術はどのように表現されるか（美や芸術の補油減と創造の問題）

の5つに集約されるとしている[7]．

　これらの問題を明らかにするには，哲学や美学，芸術史といった人文科学や，人類学，社会学，経済学のような社会科学だけでも，心理学や脳神経科学，さらには進化行動学といった自然科学だけでも十分でなく，それらが，緒言で述べた広義の学際的（transdisciplinary）研究をもって解決にあたる必要がある．現在のところ，それらの問題について，美や芸術に関連する脳の機能や構造（仕組み）を明らかにするアプローチと，美や芸術に現れる現象や事象から脳の機能や仕組みについて明らかにするアプローチとが，芸術と脳の関係を明らかにするうえで相補的な関係にある[7,8]．

　見る人の脳における美しさを，機能神経解剖学的に研究しているグループがある．顔の美はその人の遺伝子系と表現型系の質の具現であり，子孫を存続するための相手に対する最大限の高い価値をもつのが顔の審美であるとしている[9~12]．美を感じる心は，人間にのみ備わっているのであろうか？　もしそうだとしたら，鳥や魚まで，なぜこんなに美しいのであろうか？　美は生命にとって本質的な何かではないのか？　われわれはなぜ美しさにひかれるのであろうか？　そして，美しさを感じることに関わる脳の活動とは，どのようなものであろうか？　さらに，美しさは対象を受動的に見たり聞いたりすることから始まるのか，あるいは対象を能動的かつ創造的に捉える心の働きと関わるのであろうか？　と疑問は尽きない[13,14]．

　社会脳（social brain）の研究が広がりをみせるにつれて，従来の認知神経科学では取り組むことが困難だった美しさや，それと関わる共感や感動などを，哲学的にではなく生物学的な立場から探る研究が始まった．ヒトの脳は体重の約2％にすぎないのに，体全体で使われるエネル

ギーの約20％も消費するという，いたって高コストの器官である[15]．社会脳の研究はさらに進んで，前頭葉から頭頂葉にかけて存在するミラーニューロンシステムが確認された．ミラーニューロンの機能として，他人の行動を理解したり，模倣によって新たな技能を修得する際に重要であるといえる．この鏡のようなシステムによって観察した行動をシミュレートすることが，われわれのもつ心の理論の能力に寄与し，また，ミラーニューロンが言語能力と関連し，ミラーニューロンの障害が，特に自閉症などの認知障害を引き起こすという研究も存在する[16]．

　脳という小さな器官には，銀河系の星の数に匹敵するほどの膨大な数のニューロンがネットワークを形成し，さまざまな意識を生み出す．心はひとり個人のなかの問題ではなく，人は社会のなかで生かされており，それを担う脳もまた社会的存在である．しかし，自己や他者を結ぶ社会意識がどのように脳内に表現されているのかを探る「社会脳」の研究は，始まったばかりである．社会脳の研究では，社会という考え方から，自己と他者をつなぐ絆である共感や利他的行為などの脳内表現が探求される．自閉症，統合失調症やうつ病などの社会性の障害も，「社会脳」の適応不全と関わることがわかってきている．また，良心や道徳については神経倫理学，美しさについては神経美学，報酬期待については神経経済学，社会的存在としての心については神経哲学，小説を楽しむ心に関する神経文学，さらに創造的な学びについては神経教育学などの新たな学問が誕生している[14]．

　美を人の顔だけに求めるには，美そのもののもつ広さと深さに比べあまりにも小さすぎ，美の本質を見失う恐れがある．美をどのように認識するかより，認識の主体側における美の享受の問題である．美が現れる条件と美的判断に対して妥当性を与える前提こそが求められる．われわれには美しいと感じる対象の違いがあるにもかかわらず，そこに感じる美のプロセスもしくはメカニズムとしての共通性が想定可能であり，その一つは心的プロセスとしてであり，もう一つがそれを可能にする脳の仕組みや働きである[13]．感性という日本固有の文化的概念があり，美し

19

さや好みなどの総合的な評価やそれに対する感受性にとどまらず，低次の感覚印象や快等の感情から，高次の美的評価あるいは知的創造性までを含む広い意味をもった概念である．

美という言葉が用いられる状況を数え上げて見ると，絵画や音楽等の複数軸における芸術表現や，機能美・自然美，そして言語表現や倫理観に至るまで，さまざまな状況で用いられていることがわかる．「美しい」という形容詞は絵・音楽という具体的な名詞にかかることもあれば，言葉の内容や心のような抽象的な名詞にも適用されるのである．美とは多くの意味を内包する概念であり，視覚的・聴覚的な快さを指す場合もあれば，社会的・倫理的に優れているという評価を指す場合もある．自然の風景であれ，人工のものであれ，あるいは，美術品や音楽であれ，私たちの感情が動かされ，「美しい」「素晴らしい」と感じたとき，快感情が生成されていると考える[17]．

われわれは美しい形や＜もの＞に心惹かれ，古今東西の名画に出会うとき，感動する．美しい人に出会い，恋におちるのも同じ感情の働きである．自己の美的価値観と対象の美的付加価値が一致するときに生じる感受性・情緒性などを包含する衝動（直感）や感覚的欲求を感性と呼ぶ．一般的には，美的なもの，たとえば芸術品を鑑賞する際の豊かな感受性，情緒性，真贋を見分ける審美眼など唯美的な人間の感覚・知覚を指す．この感性によって人間は豊かな感情をもち，心の豊かさを何にも代えがたい価値観として実感するのである[18,19]．

人間の意識は，顕在意識，潜在意識，無意識，宇宙意識に分かれており，そのうち顕在意識は，普段私達が頭のなかで考えている部分のことで，意識全体のなかのほんの3～4％といわれている[20]．顕在意識（表面意識）は，われわれが普段意識している状態のことを指す．人間の意識は，氷山の一角の例えのように，氷山の出ている部分が顕在意識で海中に広がっている部分が潜在意識以下すべてといわれている．意識のほんの少しが前進しようと考えていても，大きな潜在意識以下の部分が否定的なら，頑張っている割にうまくいかないことも多くなる．無意識であ

る潜在意識は，脳の働きの約90％を占めている．「ついやってしまった」「気づかないうちにやっていた」ということが，日常のなかで頻繁に起こるが，これらは無意識，つまり潜在意識が働いている状態と言える．

　普段意識しないまま行っている無意識のなかにこそ，その人の本心が隠されている．脳の働きの90％が潜在意識で占められていれば，その能力も強いことは容易に想像できる．実際，顕在意識の情報処理能力の速さは，毎秒およそ130ビットであるが，潜在意識は毎秒およそ1,000万ビットとされている．情報処理能力だけでも，これほど潜在意識と顕在意識には大きな能力差がある．顕在意識と潜在意識にはそれぞれの役割がある．顕在意識の役割は，人の肉体や身体機能を存続させるためであるため，食欲も睡眠欲も含め，自分自身を最も優先する．一方，潜在意識は他者や周囲と共存し，精神的な成長を遂げるために機能する．自分自身ではなく自分以外の人，動物，物，環境へと意識が向かう．そのため，自分では意識ができない．したがって，創造的な洞察力や直観力の無限な宝庫でもある．潜在意識というのは，目が覚めているときも眠っているときも，24時間休まず活動している．眠っている間にも，心臓の鼓動，呼吸，食物の消化，新陳代謝，ホルモンの分泌など，体の機能を絶え間なく動かし続けているのは，潜在意識の働きによるものといわれており，潜在意識は顕在意識が司令塔でもある[20,21]．

　言葉と外見美の関係性も，潜在意識と脳の働きから判明されている．それには，心と顔，言葉と顔，脳と顔，体の動きと顔，などの連携がある．顔はその人の性格が直接的に表れる部分であり，内面を垂らす品格は，特に口元に表れるといわれている．口から出る言葉は，心に常にあるものからしか出ないので，言葉遣いの善し悪しよりも，その人が発する言葉，脳も潜在意識も自分への言葉か，他人への言葉かを区別しないので，そのまま素直にインプットされていくことになる．「口は心身の窓であり，口は健康の入口である」とは，至言である．したがって，ポジティブな姿勢，美しい言葉や愛にあふれたことを思考し，言葉に発し

21

ているなら，自分の脳も潜在意識もそれが"当たり前"となり，細かい筋肉（表情筋）もそれに対応して動く．顔を動かそうと思っていなくても，楽しいことを思い浮かべただけで，微妙な表情筋が動いているし，顔の筋肉は連動しているので，全部表情が変ってくる[22]．

　現代女性の美しさへの意識調査で興味ある報告[23]があるので，ここに紹介しよう．調査した20～50代の女性のほとんどは「きれいな女性」でいることは重要と思っており，「きれいな女性」になりたいと思っている．　しかし，実際には自分自身が「きれいな女性」であることに満足している人は2割にすぎず，多くの人が重要であるとする思いとの間には大きなギャップがある．「きれいな女性」のイメージは，「内面」と「外面」という2つの視点から描かれているものの，「内面」的要素が主要構成要素となっている．「きれいな女性」志向は今より強くなることが予想され，多くの女性が今後，いくつになっても"内面を磨き"を大切にすると考えられる．

　加齢することを「仕方ないが自然である」と前向きに受けとめ，「『きれいな女性』である面から考える加齢」への抵抗感は3割にとどまるものの，美容に関するアンチエイジングへの意向は7割がもっている．若くありたい（≒若さを保ちたい）気持ちは年を重ねるほど強くなっているとみられ，「見られたい年齢」は年代が上がるほど実年齢より若くなっている．また，20代前半では「気分年齢」「見られたい年齢」「外見年齢」は実年齢と差はあまり見られなかったものの，年代が上がるほど「気分年齢」は若くなり，「外見年齢」との差が広がっている．"見た目より気が若い"人が増えている状況の一方，「外見年齢」は「現在見られたい年齢」より高くなっていることから，若くありたい（≒若さを保ちたい）気持ちをもちつつ，現実的な目で自分を見ていると考えられる．

　意識の潜在的力は，はかりしれない．適切かはわからないが，日常性のある例を示す．加藤[24]はその著書のなかで「統計学的には恐らく，赤い車の通行量はいつもと同じであるはずが，自分が『今日は赤』と意識するだけで，やたらと赤い車が目につくのが不思議である」と述べてい

る．これを美と合わせると美意識となり，日本人は見えないものを心で感じる美意識や感性を，本来もっている．視覚だけでなく，五感のすべてで対象を感じるのが日本人なのである．現代の若者には芸術や文化を直接自分の目で見て感性を磨く必要がある．その感性が研ぎ澄まされてくると，その人にしか見えないものが見えてくるようになる．それが美意識という素晴らしい能力を身につけたことになる．感性を磨くには本物に触れることだけではなく，本物に対峙したとき，それを感知するだけの感性を身につけていないと，本物が目の前にいることがわからなくなる[25]．日々の生活のなかにある美しさを，目に映っているのに見失ってしまった，目を背けてしまったことはないだろうか？

文献

1) マイケル・S. ガザニガ，柴田裕之訳．人間らしさとはなにか？―人間のユニークさを明かす科学の最前線．インターシフト，2010.
2) 仲間裕子，Hans Dickel編．自然の知覚．三元社，2014.
3) ジャレ・エルツェン，要 真理子訳．美学か美か．立命館言語文化研究．2014：25(1)：1-7.
4) 苧阪直行編．美しさと共感を生む脳．新曜社，2013.
5) 橋本 治．人はなぜ「美しい」が分るのか．筑摩書房，2018.
6) デイヴィド・ヒューム，大槻春彦訳．人性論<1> 第1篇 知性に就いて<上>．岩波書店，1995.
7) 川畑秀明．美の認知．認知神経科学．2011：13(1)：84-88.
8) E. カッシーラー，木田 元．村岡晋一訳．シンボル形式の哲学〔3〕第三巻 認識の現象学．岩波書店，1994.
9) Senior C. Beauty in the brain of the beholder. Neuron. 2003；38(4)：525-528.
10) Minear M, Park DC. A lifespan database of adult facial stimuli. Behav Res Methods Instrum Comput. 2004；36(4)：630-633.
11) Kranz F, Ishai A. Face perception is modulated by sexual preference. Curr Biol. 2006；16(1)：63-68.
12) Ishai A. Sex, beauty and the orbitofrontal cortex. Int J Psychophysiol. 2007；63(2)：181-185.
13) 苧阪直行編．美しさと共感を生む脳：神経美学からみた芸術．新曜社，2013.
14) 高橋英彦．社会脳．脳科学辞典(https://bsd.neuroinf.jp/wiki/% E7% A4% BE% E4% BC% 9A% E8% 84% B3)
15) ロビン・ダンバー，鍛原多惠子訳．人類進化の謎を解き明かす．インターシフト，2016.
16) 村田 哲．ミラーニューロンの明らかにしたもの：運動制御から認知機能へ．日本神

経回路学会誌. 2005；12（1）：52-60.

17）三浦佳代. 心理学入門コース：知覚と感性の心理学. 岩波書店，2007.

18）三井秀樹. 美の構成学. 中央公論新社，1996.

19）三井秀樹. 形の美とは何か. 日本放送出版協会，2000.

20）潜在意識と顕在意識を比較して分かった7つのこと（https://psychology-japan.com/subconsciousness-2.html）.

21）2つの意識「潜在意識と顕在意識」（http://thinking-free.com/various_thinking/v6.html?）.

22）言葉と外見美の関係性　潜在意識と脳の働きから（https://ameblo.jp/wjproducts1/entry-11629826840.html）.

23）ポーラ文化研究所.「現代女性の美しさへの意識」調査Ⅱ～エイジング意識について～. 2007（http://www.po-holdings.co.jp/csr/culture/bunken/report/pdf/070215utsukushisa2.pdf）.

24）加藤昌治. 考具. 阪急コミュニケーションズ，2009.

25）福原義春. 美「見えないものをみる」ということ. PHP研究所，2014.

5. 社会美学

　美の社会性について，考えてみよう．「美しいこと」には，何もネガティブな印象も悪い印象も見当たらない．であれば，物が，人が「美しい」となると，どのような良いことがあるのだろうかという疑問が沸いてくる．

　社会美は実生活における美の一形態であり，人間の社会生活の美しさである．それは人間の社会的実践に由来し，その直接的な現れである．社会の美しさは，自然と社会の人間の変容の歴史的プロセスに最初に組み込まれ，人間の社会的実践の結果にも反映される．社会実践の主体である社会人であることの美しさは，社会的美の核心となりうる．自然を征服し，社会を変革させ，自然を変革させる実践では，人間の本質的な力が常に発揮され，人間の知恵，道徳，意志，性格，創造性などの人間の実践威力が十分に発揮される．人々は，自分の才能と強さを肯定することで生み出された心地良い感情と，人間の習慣の偉大な力を認識している．

　「社会美」とは，社会的状況それ自体に現われる美である．換言すれば，人と人の交わりのうちにきらめく美しさである．それは芸術美や自然美に代表される従来の美の観念の枠内では理解されにくい面をもっている．宮原は，「社会もまた美的である」という従来からの論調の逆に位置づけて，美的快感のもつ社会に注目して，「美もまた社会的である」ことに言及した[1]．私たちは身のまわりの「社会」を感性を通じて味わうことがある．「社会」はときに味わい深い人々の関係性の場であり，意図せずに現われる美的状況でもある．「社会」を自分自身の眼で見，耳で聴き，五感や直観を通して「感じとる」ことのできる場としてとらえ，「社会美学」(social aesthetics) という新たな学問を立ち上げた[2]．

　日本では最近，感性の働きが社会的に注目されている．感性は人間の

もつ知覚能力の一つであり，種々の社会現象において，その作用をうかがうことができる．社会美学は，社会と感性を扱う社会学的研究対象となる．社会美学の特質は，「感性的快感の共有」にある[3]．伝統的に美学は「美とは何か」という美の本質，「どのようなものが美しいのか」という美の基準，「美は何のためにあるのか」という美の価値を問題として取り組んできた．科学的に言えば，感覚的かつ感情的価値を扱う学問でもあり，ときに美的判断そのものを指すこともある．より広義には，この分野の研究者たちによって，美学は「芸術，文化および自然に関する批評的考察」であるとも位置づけられる[2]．

　芸術作品や自然風景だけでなく，人と人の交わりのうちに現われる美を例示するとともに，「社会美」という感じ方・考え方が普遍性をもちうることを提示している石川[4]は，社会美学の特質を「感性的快感の共有」と理解している．われわれがさまざまな物事にふれて感じる快感は，その質の違いに従って3つに分けることができ，その3つとは「生理的快感」「観念的快感」と「美的快感」であると分析している．生理的快感に際して人は「気持ちいい」とか「好き」といった言語表現で表し，快感の主体は至って私的(private)な私であり，観念的快感では，「善い」「適切」あるいは「有名」などの言葉をもって，公的(public)な私の立場で快感を感じ，美的快感では「美しい」あるいは「共振する」といった表現で，感じる私の立場は共的(common)である．「美的快感」の特質をめぐる考察を試み，結論として「美的快感」は私的でも公的でもない「共的な私」の快感であると結論した[1]．

　「美は芸術作品や自然風景のうちにある」という社会通念が確立されているので，美の本質を芸術作品や自然風景に即して考えるかぎり，美とは何かという問題はそれほど切実にはならない．ところが，美を社会生活そのものに即して感じ考えようとすると，とたんに切実な問題に直面する．その理由は，私たちが社会生活それ自体の美しさに出会っていないからではないだろう．私たちは「社会美」に相当するものを現実に経験している．美術館や観光名所に出かけなくても，ファッション雑誌

をめくらなくても，私たちの多くは日常生活のなかで「人と人の交わりの美しさ」を味わっている．にもかかわらず，切実な問題は，これがはたして美であるかどうか，確信がもてないのである．なぜなら，「人と人の交わりの美しさ」という観念やそれを指し示す言葉が確立されていないからである[1]．地域，職業，性，年齢，宗教，言語，趣味などの多種多様な軸線に沿って，網状的な「われわれ」感情が醸成されていく可能性を考えることが重要である[1]．石川[4]がそこに社会美を予感した「縦と横とに綾羅をなせる複式網状体」こそが，「美的快感」の母体である「われわれ」感情をさらに広く，深くしていくと思われるからである，と言及している．

文献

1) 宮原浩二郎．社会美学のコンセプション (4)―美的快感の社会性について―．関西学院大学社会学部紀要．2010；109：51-64.

2) 宮原浩二郎，藤阪新吾．社会美学への招待―感性による社会探究．ミネルヴァ書房，2012.

3) 北川翔一．社会美という概念の再検討．筑波大学情報学群知識情報・図書館学類卒業論文，2011 (http://klis.tsukuba.ac.jp/archives/2011/s1013135-20111227131349613 28A.pdf).

4) 宮原浩二郎．社会美学のコンセプション (3)―石川三四郎の社会交響楽＝複式網状組織―．関西学院大学社会学部紀要．2009；108：29-49.

6. 顔と顔学

　前章までで，美に関して諸々の考察をしてきた．この幅が広く奥が深いたった一言，「美」を，見出したりあるいは創造するキャンバスでもある「顔」について，ここから「9. 顔の情報とコミュニケーション」までで考察する．

　人の数だけの顔がある．すなわちすべての人はそれぞれの顔をもち，すべての顔はほかのすべての顔と異なっている．しかも人は決して自分の顔を見ることはできない．したがって，人が顔をもつのではなく，顔が人なのである．なぜなら，顔はモノではない，モノならばもつこともでき，見ることもできる．しかし人は顔をもつことも見ることもできない[1]．顔は他人に見られることによって生きているのであり，他人の顔は私が見ることで活きてくる[2]．

　今，顔はモノではないと言った．しかし，テレビなどでは画面には顔だらけである．しかも，その顔はじろじろと眺めることのできるモノとしての顔にすぎず，本当の顔はそれほどじっと見られるモノではない．通常の人間は視線が合うと，本能的に目をそらす．そのようなモノが顔である．ところが，テレビで大写しされる顔は，そうではない．胃が健康であり普通に機能しているときは，胃の存在すら忘れるくらい胃のことを誰も考えない．同じことが顔についても言えるのではないか．

　顔は単に人間の本質を意味しているのではなく，まさに，人間の本質が顔に現れ，他人の顔と合わされ，つながり，触れ合い，他人のなかに出され，他人に見られる．すべての衣装は顔と調和し，顔を引き立たせるようにデザインされている．裸の全身を鏡に写すと，陽に灼けた顔あるいは化粧のあとの見える顔から下半身が頼りなげに遊離し，行きどころを失い，困惑し，狼狽し，顔との結びつきを回復するために衣装を求めているのが認められる[1]．

顔は，同じパーツによって作られているにもかかわらず，さまざまな姿を見せる．人間の顔は面白い．目や鼻，口などの感覚器官が集まった場所でありながら，その表情を使い分け喜怒哀楽を表現する．喜んだり，悲しんだり，驚いたり，微妙な心の変化を顔は鏡のように映し出す．また，顔はさまざまな情報を交換する人と人とのコミュニケーションの道具でもある．さらに，目や鼻など顔のパーツの大きさ，形，配置で，美しい顔とか，醜い顔といった容貌を決めたりもする．人は互いに相手の顔を認識し，個人の識別を行うとともに，相手が何を考えているかを推察する．その推察が必ずしも正しいという保証はどこにもないのだが，それでも相手の顔からはさまざまな情報を取得していることは間違いない[2]．このような多様性をもった顔を，チャテングら[3]は「目次としての顔」と表した．

　顔は個体変異の最も顕著な部分であるため，日常の個人識別は概ね顔で行われ，人種間の差異もこの部分が最も著しい．顔（face）は，ラテン語faciaに由来し，動詞facio（作る・実行する）から派生した名詞である．一方，フランス語では「ヴィザージュ」（visage），ドイツ語では「ゲジヒト」（Gesicht）といい，これらはともに，「見る」という動詞から派生した言葉であることから明らかなように，それが見えるということは，自明のこととされている．人には自分が誰かから見られているということを意識することによってはじめて，自分の行動をなしうるというところがある[4]．

　私たちの顔は，おおざっぱにいえば，脊椎動物として5億年，哺乳類として1億年，霊長類として6千万年，人類として450万年，アジア人として6万年，そして日本人として2万年の歴史の過程で形成された[5]．われわれは常に美しさを求めて，美術作品や自然の風景を眺め，さらに身近なところでは顔，姿や立ち振る舞いの美しさを通して快い感情をもつことができる．人は顔を所有するというよりも，むしろある顔のなかで鋳造されるのである．100年以上前にリルケは「人間の数より顔の方が多い，なぜなら人はいくつもの顔をもつから」と述べた．「顔」は，太

古の“生命体の基本体制”を，今日の人類に至るまで保っている“生命の要”であり，いわば“生命を代表する器官”であると考えることができる[6,7]．

エラはり，鼻ぺちゃ，出っ歯で大頭．顔にその人の人生が現れるように，日本人の顔がもつこれらの特徴には，その成り立ちの秘密が隠されている[8]．縄文人や弥生人から受けつぎ，少しずつ変化してきた日本人のなかに，細面で高い鼻をもつ若者が急速に増えているのは，なぜなのか？

過去から現代まで数えきれないほどの骨の研究を通して，日本人の成り立ちを解き明かしてきた人類学の第一人者埴原[9]は，100年後の「未来顔」を予測する．最近の若者を見て，「日本人の顔が小さくなってきた」と感じたことはないだろうか．若い女性の間では，「小顔（こがお）」が美人の条件とまで言われるようになっている．日本人の小顔化は，生活様式や社会環境の変化がもたらした[9]．実際，戦後50年間の日本人の顔の変化は，それまでの歴史ではなかったほど劇的である．昔よりも面長になり，顔全体がきゃしゃになった．硬い食べ物を避け，柔らかい食べ物ばかりを口にする食生活によって，食べ物を咀嚼して飲み込む運動がおろそかになり，下顎が十分に発達しなくなったことが主な原因だという．それでは100年後に日本人の顔はどうなっているのか．コンピューターグラフィックスで作成した予想図では，顔全体がさらに細長くなり，輪郭は逆おむすび形をしている．「こんな顔では歯並びがメチャメチャになり，とても健康な生活は望めない」し，現代人の顔は「進化」ではなく「退化」しているようだ[9]．

はたして，一日として自分の顔を見ない人が何人いるであろうか？顔は，体のなかの面積・体積としてはそれほど大きなものではないが，当人にとってみれば，ほとんど大部分を占めているという言い方もできる．われわれの身体は，「体壁系の臓器」と「内臓系の臓器」という2種類の臓器が存在する[6]．「体壁系臓器」とは，体壁系筋肉でできている臓器である．体壁系筋肉とは，体の外側の多くを覆っている筋肉で，骨格

筋であり，自らの意思によって動かすのとができる随意筋である．一方，「内臓系臓器」とは，内臓筋でできており，内臓筋とは，内臓＝腸管系を構成している筋肉のことで，不随意筋である．われわれの顔は，この体壁系筋肉と内臓系筋肉の両方から成っている．

　顔とその周辺に存在する顔面表情筋，咀嚼筋，嚥下・発声筋などの筋群はすべて内臓平滑筋に由来している．そして，これら4つの筋群は心（＝感情）の動きと共役的関係にある．解剖学的に顔を見ると，それは頭部の前面に位置し，消化器である口を中心として，視覚，嗅覚，味覚，聴覚など主な感覚入力の場として，またスピーチのような主な伝達出力の場として，社会生活を営むうえで大変重要である．ちなみに，口腔はstome（stoma＝口）と言い，胃は英語でstomachと言い，つまり胃（消化器）と口腔は，同じ語源を共有する．

　言うまでもなく，顔は複合臓器である．この顔の構成要素は眼・鼻・口・耳，あるいは皮膚・筋肉・骨格などである．これらの複合器官は，あらゆる外界の刺激にそれぞれ対応し，同時にそれらを記憶するシステムをもっている．これらの構成器官は，あらゆる外界の刺激に対して「力学対応」をする．外界の刺激とは，いわゆる力学刺激でなく，圧力・気温・音波・光波から放射線までも含む物理的・化学的要因による刺激のほか，精神的要因に起因する生理学的な刺激のことである．それらのすべてが，力学的に多種多様に「顔」に作用する．そしてそれは，脳とは異なる様式で，記憶として刻まれていく．人間は，顔を見るとその人がどんな人か，だいたいわかる．つまり，人間では，その人の「生まれ」から，職業や生活様式，生き方，性格・品格・思想に至るまでの，その人の「人となり」を構成するすべての要因が，人相・骨相・風貌・表情として「顔」に表れる．これが「顔に刻まれた記憶」といえる．

　現在の医学において，内臓頭蓋すなわち顔という臓器は，機能別の構成器官単位で扱われ，研究され，個別に治療体系が確立されている．つまり，この領域に存在する「感覚器官」や「咀嚼器官」が，それぞれ独立して診療が行われている．眼科，耳鼻科，歯科，皮膚科とか分かれてい

るが，これらの諸感覚器官を統合して一つの顔面という臓器が成立している．この統合された器官にも，当然まとまった「情報機能」がある．

　問題にしないときにはわかりきったことと思われているものが，さて問題にしてみると実にわからなくなる．そういうものがわれわれの身辺には無数に存している．「顔面」もその一つである[10]．顔面が何であるかを知らない人は，視覚障害者以外では一人もいないはずである．しかし，不思議なことに，われわれは顔を知らずに他の人とつき合うことができる．手紙，伝言等の言語的表現がその媒介をしてくれる．その場合にはただ相手の顔を知らないだけであって，相手に顔がないと思っているのではない．多くの場合には言語に表現せられた相手の態度から，あるいは文字における表情から，無意識的に相手の顔が想像されている．それは通例きわめて漠然としたものであるが，それでも直接遭ったときに，予期との合不合をはっきり感じさせるほどの力強いものである．いわんや顔を知り合っている相手の場合には，顔なしにその人を思い浮かべることは決してできるものでない．絵をながめながらふとその作者のことを思うと，その瞬間に浮かび出るのは顔である．友人のことが意識にのぼる場合にも，その名とともに顔が出てくる．もちろん顔のほかにも肩つきであるとか後ろ姿であるとか，あるいは歩きぶりとかというようなものが，人の記憶と結びついてはいる．しかし，われわれはこれらの一切を排除してもなお人を思い浮かべられるが，ただ顔だけは取り除くことができない[10]．

　顔は体のなかでもとても大事な部分であり，顔は世間に向いていて，世間と接している部分でもある．その顔を失ってしまったら…液体空気の爆発で受けた顔一面の蛭のようなケロイド瘢痕によって自分の顔を喪失してしまった男が，"他人の顔"をプラスチック製の仮面に仕立てて，"顔"というものに関わって生きている人間という存在の不安定さ，あいまいさを描いた文学作品が，阿部公房の「他人の顔」である[11]．三島由紀夫は，この作品と大江健三郎の「個人的な体験」と北杜夫の「楡家の人びと」の三作品を取り上げ，文学の方向性について昭和40年代にエッ

セイとして記した「現代小説の三方向」のなかで，以下に評している．「顔はふつう所与のものであつて，遺伝やさまざまの要因によつて決定されてをり，整形手術でさへ，顔の持つ決定論的因子を破壊しつくすことはできない．しかも顔は自分に属するといふよりも半ば以上他人に属してをり，他人の目の判断によつて，自と他と区別する大切な表徴なのである．つまりわれわれは社会とのつながりを，自我と社会といふ図式でとらへがちであるが，作者はこの観念の不確かさを実証するために，まづ顔と社会といふ反措定を置き，しかもその顔を失はせて，自我を底なし沼へ突き落とすことからはじめるのだ」．

　顔は他者に見られるものへと進化した．われわれは自己や他者の概念を，主に視覚に頼って構築している．誰かのことを考えるように言われれば，われわれはその人の姿，特にその人の顔を思い描く．それならば，一度も見ることのない人々は，どのようにそうした概念を構築するのであろうか？　先天盲の人にとって，世界は音で満たされており，ほかに選択肢はない．先天盲である彼らのなかでは，他者や，他者の性格や気分というのは，その人たちの声から，聴覚的想像力を通して経験される．彼らは，他者の顔を，その物自体とは全く違うように構成してきた．他者も顔という，その人の性格や気分，もしかすると自我までをも表象するが，彼らのなかでは，物理的な顔とか視覚的な外観ではなく，ほぼ仮想の顔，すなわち声のなかでつくられた，他者の個性の表象になっている．彼らは，何かを欠いているとは考えていない．つまり，声が完全に視覚の役割を果たしている[13]．

　一方，人生のあるときから盲目となった中途失明である人々は，ほとんど打ち勝ちがたいほどの喪失を経験している．目の見える社会的な世界から，目の見えない世界へと移行する過程で，声から他者の性格をつくりあげ，自分のことを声のなかに暮らしていると思わせるようになるには，大変な苦労がある．彼らは，視力を失ってからすぐ，顔がしつこく現れる白昼夢を経験する．われわれが，他者の心をのぞき見るとき，その他者の経験には，思考に関するもの，意図に関するもの，欲求に関

するもの以上に何かが含まれている．われわれはこういうものをたしか
に感じ取っており，他者は隠蔽症としているものさえ見えることがある
が，それ以上の情動を，他者は世界に対してさらしている[12]．

　和辻は「顔なしにその人を思い浮かべることは決して出来るものでは
ない」と述べて，顔が人格の座としての地位を占めることを論じた[10]．
顔の現象学において，中井[13]は顔とは他人の「プレゼンス」，誰かがそ
ばに「いてくれること」として定義される顔とした．これは，レヴィナ
スの他者論である．「顔」は直裁的だ．外界に晒され無防備である．顔
の皮膚はむき出しで，何も纏っていない．裸出性が礼儀を欠くわけでは
ないが，赤裸であり，また最も無防備でもある．顔にはある種の貧しさ
があり，仕草や態度でその貧しさを隠そうとすることが，それを証明し
ている．「顔」は露出され，傷つきやすく，まるで暴力行為を誘うかの
ようであるが，と同時に，「顔」によってわれわれは殺人を禁じられて
いるのである．「顔」には意味作用があるが，そこに文脈はない．つま
り，「他者」という観念において，あるがままの「顔」そのものには，社
会的特性はないということだ．

　通常，人間には固有の特性がある．そして，あらゆる意味や定義は，
一般的観点からいえば，それぞれの文脈と関係している．何かの意味
は，他の何かとの関係のうえに成り立っている．一方，「顔」には「顔」
そのものに意味がある．あなたはあなたなのだ．その意味で言えば，
「顔」は"見られる"ものではないと言えるだろう．それは，自らの思考
のなかでしか捉えられないものでありながら，内容となることを拒む．
飽くことなくさらなる場所へあなたを導くのだ．

　「顔」は発言と結びついている．「顔」は言葉を語る．語るからこそ，
あらゆる対話が可能になる．「語ること」は他者に挨拶する一つの方法
ではあるが，他者への挨拶そのものがすでに，彼あるいは彼女への応答
である．他者が存在するとき，沈黙を続けることは難しい．この難しさ
は，究極的には「語ること」の適正な意味のなかにある．何か語る，そ
れが天気の善し悪しなどたわいのないことであったとしても，とにかく

語ることが，彼あるいは彼女への応答であり，責任なのである[14, 15]．

　顔は地上に存在する人間の数よりも多いと，前に述べた．人称の外部とは…無名，失名，没名といった，いわば匿名的な位相にある存在のことである．私のなかにあって私ではないもの，私の存在よりももっと古い存在，あるいは私がそうありえたかもしれないものが顔なのである．人体の部位のなかでも，顔は特別である．どのように特別かというと，その個体や人格を代表するような役割をもつ．しかし，顔という部位は状況に応じて変化し，とどまることがない．しかも，その個体自らはそれを適時に確認することもできない．

　たしかに顔は，自分対他人，内面的意識対外面的表情などの関係性において，間主観的な存在であり，まさに現象するものである．われわれは自分の顔から遠く隔てられている．われわれは他人の顔を思い描くことなしに，その人について思いを巡らすことはできないが，他方で，他人がそれを眺めつつ「私」について思いを巡らすその顔を，残念ながら当の私はじかに見ることはできない．「顔」はわれわれの社会では，つねに「誰かの顔」である．ある人が誰であるかは，最終的には顔の同一性によって確認される．身分証明書や受験票の顔写真，行方不明者・身元不明者・指名手配者の照会ポスター…われわれはある人を思い浮かべるとき，その人の名前とともに，その人の顔，その人の後ろ姿や歩き方，言葉遣いなどをも想起する．もちろん，これらのほとんどを取り外してもその人に思いを馳せることはできるが，ただ顔だけは外すことができない．「顔」が他者の「顔」を経由してでなければ「私の顔」となりえないのである[16, 17]．

　顔にまつわる学問系として，顔の哲学，顔の心理学，顔の生理学・医学，顔の進化・遺伝・成長学，顔の地理学，顔の社会学，顔の演出学，顔の美学　芸術，顔のコミュニケーション，顔の情報学・工学，等々がある．同様に，顔にまつわる研究は多岐にわたり，知覚心理学，認知心理学，発達心理学，社会心理学などの基礎研究から，急速に発展を続ける比較認知科学，認知心理学，そして臨床心理学などの広範な領域に及

ぶ．たとえば，心理学者にとって，顔は「心の窓」であり，「心の鏡」で
もある．顔はまた，「道具としての顔」でもある．感性的なノンバーバ
ル・コミュニケーションとしての役割がある[5]．

　顔の解読のなかで，特に容貌を研究しているブルら[18]は，「顔の力」
を社会心理学的に検証し，口では「ルックスは自分にとって重要ではな
い」と言うが，行為はこの言葉を裏切る．私たちは他人を意識的・無意
識的に「顔」で判断してしまうことが多い．いったい私たちは，互いに
他人をどこまで「外見」で判断し，顔の人生に与える影響について，探
求しているのだろうか．

　同じく「美人とは何か」など容貌について論じる書物[19,20]が，同じ題
名『不美人論』である．陶[19]は江戸時代の化粧書から現代の美容事情ま
で取り入れながら，美心不美人の真相を述べ，藤野ら[20]は，不美人論を
銘打っているが，内容的には広義に「生き方本」としても読める内容で
ある．

　由富[21]は，眼科医である著者の立場から，目，鼻，口などの顔にある
器官の仕組みや病気などについて言及し，医学的に見た顔の不思議を解
き明かしている．

　最後に井上[22]は，「美人」に対する価値観が，江戸時代，明治から第
二次世界大戦，戦後の3つの時代で異なってきたという．江戸時代に
は，容姿は問題ではなく，心のきれいなことが重要だとされ，明治以降
は，美人であることは悪いことであるかのように言われ，戦後は，美人
であることが肯定され，それと並行して，美人の意味が広がり，さらに
面食い男は悪であるかのように言われ始めたのだという．この背景に
は，身分制度の廃止により自由恋愛が可能になったことや，嫁の貰い手
がなく学校に残って勉学に励んでいた女生徒を励ます意味があったこ
と，美容業界の台頭など，時代時代の理由があったのだという．

　先に，顔にまつわる研究は多岐にわたると述べた．それは，知覚心理
学，認知心理学，発達心理学，社会心理学などの基礎研究から，急速に
発展を続ける比較認知科学，認知心理学，そして臨床心理学などの広範

な領域に及ぶ[23]．顔のもつ意味，意義，効果等を見ると多様であり，証明書としての顔，心の窓としての顔，コミュニケーション・メディアとしての顔，存在としての顔，文化としての顔などがある．研究の対象としての「顔」から「顔学」が誕生し，顔学の関与する素学問として，社会学，演出学，美学・芸術，コミュニケーション学，情報学・工学，哲学，心理学，生理学・医学，進化・遺伝・成長学，そして地理学等がある[5]．さらに，治療の対象としての「顔」から審美整形外科が，非言語対話の道具としての「顔」からメッセージとマッサージの関係が，「顔」から情報を読み取ることから，メーラビアンの法則や「距離学」が誕生している．

MIT数理統計学者チャーノフは多次元のデータの変数量を人間の顔を利用して表現する試みをし，顔の面積，形，鼻の長さ，口の位置と幅，笑いの曲線，両目の位置，形，角度，瞳の位置，眉の位置，角度，幅といった15個の値にデータを対応つけて描いた[24]．この手法で，ワインの酸味度などの微妙な差異をラベル上で表示することが提案された．痛みの度合い程度のスケール表など，多岐にわたる応用例が発表されてきている．また，バッタゲルら[25]は，チャーノフに顔法を矯正治療後の戻り現象をわかりやすく顔の比較で可視化した．さらに押田は，構造物の破損に対する原因究明と対策法[26]，天気図の顔図式化[27]を発表した．

このように，顔は，情報の発信系でもあり，受信系でもあり，しかも発声という行為を除けば，「顔」から読み取る情報，顔に書く情報など，それこそ，人の数以上の情報を扱う大変重要な身体の一部である．また顔は体のなかの面積・体積としてはそれほど大きなものではないが，当人にとってみれば，ほとんど大部分を占めているという言い方もできるほど，自他の間での認識にも大きなズレがあることは大変興味がある点でもある．生き方は顔に出るので，大宅壮一は「男の顔は履歴書である」と言う．また，自分の顔の主治医は，自分自身であるという主張もある[28]．

顔にまつわる言葉は多数あるうち，「新顔 対 古顔」とか「顔馴染み 対 顔見知り」などは，あまり深く考えないで日常的に使われている言葉である．これら以外に，「顔見知り」と「人見知り」いう言葉[29]は日常的に使用する言葉であるが，「顔」と「人」が入れ替わるだけで，「顔見知り」は人と親しい感じがし，一方「人見知り」は逆に親しくない感じがする．どちらも，「顔見知り」は「顔＋見知り」であり，「人見知り」は「人＋見知り」である．そして，「見知る」という言葉の意味は「見て知る」「見てわかる」「面識がある，とか親しくつき合っている；交際してよく知る；その人の性質や性格を知る」と言った内容を含む．

　「人を見知る」というと，「人を見て誰かわかる」とか「その人のことをよく知っている」という意味になるわけであるが，それがなぜ「親しくない」「親しまない」イメージの名詞になってしまったのか．一方，「顔見知り」についてであるが，もともと「見知る」自体が「面識がある」という意味をもっているので，そこに「顔」をつけるとどういうニュアンスになるかというのが問題である．「顔見知り」とは「顔は知っているが，そこまで親しくはない」というニュアンスが含まれているのであり，こうして考察してみると「顔見知り」も「人見知り」も，実はそうしたマイナスのニュアンスを内包した言葉という共通点があると捉えることもできる．

　「人見知り」する対象は，ある意味では「顔見知り」であるとも言える．つまり，顔を見て敵（味方ではない）と判断するわけだから，その相手とは「顔見知り」でしかないとも言えるというわけである．一般に「人見知り」は，子どもなどが見慣れない人に対して不安を感じたり，恥ずかしがったりすることであり，「顔見知り」は，あまり親しくはないが，互いに顔は知っているという程度の関係や，また，そういう間柄の人と解釈され使われている．"顔"は具体的で，見え，そして表面が現れている，つまり隠れていない．一方，"人"は"顔"に比べ，形や性がなく抽象性で，"顔"にくらべ隠れている．であっても，心が顔に出る事実は，次の章でじっくり考察することにする．

38　　6. 顔と顔学

文献

1) 矢内原伊作. 顔について. みすず書房, 1986.
2) 大塚信一. 顔を考える―生命形態学からアートまで. 集英社, 2013.
3) Chatting DJ, Thorne JM. Faces as content. Identity. 2006；7（14）：22.
4) 鷲田清一. じぶん・この不思議な存在. 講談社, 2018.
5) 原島 博. 顔学への招待. 岩波書店, 1998.
6) 西原克成. 顔の科学―生命進化を顔で見る. 日本教文社, 2005.
7) 原島 博, 馬場悠男. 人の顔を変えたのは何か. 河出書房新社, 1996.
8) 山折哲雄. 日本人の顔―図像から文化を読む. 日本放送出版協会, 1986.
9) 埴原和郎. 日本人の顔. 講談社, 1999.
10) 和辻哲郎. 偶像再興・面とペルソナ. 講談社, 2007.
11) 阿部公房. 他人の顔. 新潮社, 2013.
12) ジョナサン・コール著, 茂木健一郎, 恩蔵絢子訳. 顔の科学 自己と他者とつなぐもの. PHP研究所, 2011.
13) 中井久夫編. 1995年1月・神戸. みすず書房, 1995.
14) エマニュエル・レヴィナス, 合田正人訳. レヴィナス・コレクション. 筑摩書房, 1999.
15) 浦上麻衣子. レヴィナスにおける「顔」の意味とその源泉―レヴィナスのユダヤ的著作からのアプローチ―. 現代社会文化研究. 2012；55：253-263.
16) 鷲田清一. 見られることの権利＜顔＞論. メタローグ社, 1995.
17) 鷲田清一. 顔の現象学 みられることの権利. 講談社, 1998.
18) レイ・ブル, ニコラ・ラムズイ, 仁平義明訳. 人間にとって顔とは何か―心理学からみた容貌の影響. 講談社, 1995.
19) 陶 智子. 不美人論. 平凡社, 2002.
20) 藤野美奈子, 西 研. 不美人論. 径書房, 2004.
21) 由富章子. なるほど, ヒトの顔は面白い. 日本放送出版協会, 2002.
22) 井上章一. 美人論. 朝日新聞社, 1995.
23) 竹原卓真, 野村理朗. 顔研究の最前線. 北大路書房, 2008.
24) Chernoff H. The use of faces to represent points in k-dimensional space graphically. J Amer Stat Asso. 1973；68：361-368.
25) Battagel JM. Chernoff faces：an orthodontic application. Br J Orthod. 1995；22（2）：135-144.
26) Oshida Y. The Many FACEs of CAFA. Jour of Metals. 1987；39（10）：39-40.
27) Oshida Y. Putting a new face on weather reports. Weatherwise. 1987；40（6）：330-332.
28) 竹内一郎. 結局, 人は顔がすべて. 朝日新聞社, 2016.
29) 山口隆之. 「顔見知り」と「人見知り」. 2012（http://fuji-san.txt-nifty.com/osusume/2012/09/post-6860.html）.

7. 顔の表情

「顔の造作は親の責任であり，顔の表現は本人の責任である」と，言われている．なぜ，われわれは顔を見るのか．それは顔に，その人の人格，そして次の行動予定が，表現されているからである．目は口ほどにものを言う，とか，そんなことを言っても顔にチャンと書いてある！など，顔に関する文言がある．顔の内容とか目次は，家族写真からビデオ会議そしてゲームまで，ありとあらゆる人々に関わるコンテンツである．

顔は，複雑で繊細なメッセージ発信源，認識，感情あるいは社会的信号とすみやかに対話する．顔を見るだけで，その人の確認，感情あるいは社会的判断や評価を即座にする．これは，一般的に，潜在的にして瞬時に行われる．もちろん，観察者の個人的バイアスも大いに影響する[1]．10の異なる基本的感情表情（幸福，悲壮，怒り，恐怖など）を10の複雑な内面的状態（興味，陰謀，尊敬，思慮深いなど）を目だけ，口だけ，そして顔全体で判断してもらう実験を通して，① 基本的感情の判断には，目あるいは口単独より，顔全体の方がより多くの情報を与えた，② 複雑な内面的状態の判断には，口より圧倒的に目だけのほうが顔全体同様に判断できた事実から，「目は，心への窓」であるようだ[2]．

メルロ・ポンテイは，「私は他人の顔の中に生きている．他人が私の表情の中に生きていると感じるのと同じように」と述べた[3]．顔面の美を論ずる以上は，その動的な表情が当然，重要な問題となってくるが，動的表情を考察，整理するためには，どうしても静的形態の認識が基礎となる．静的な「顔の形態美」と動的な「顔の表情美」があることを記しておく．

顔の印象というときに，当然，骨格が土台になっている顔の造りも重要であるが，同時に動きある顔，すなわち「表情」も大きな要素を占め

てくる．われわれは，社会生活を送るうえで，無意識のうちに相手の表情の意味するものを互いに読み取っているからである．これは，無意識にしてほとんど反射的に行っている．さて，このような沢山の情報を発信する表情は，もちろん美しさとも関わる．表情について最も大切なことは，自分の気持ちの在り方である．本来，表情とは，内面（心のありよう）の感情が外側に現れることをいう[4]．

　顔は常に文化の影響下にある．顔の表情は心の内容をかなり正確に表明するとともに，顔のあり方もその社会の文化をよく反映する．言ってみれば，顔自身が文化の鏡である．動物たちは自分を睨みつける眼，自分に咬みつく口として，相手の顔を見るが，人間は相手の顔から，その人の心と，その社会の文化を読み取るのである．

　さらに香原[4]は，「顔の構造や表情は文化の影響を多分に受けている」とし，顔と文化の関係を考えるとき，人類進化を根底に考察した．「人は直立姿勢をとることにより，四足獣で全身の最前部に位置していた顔は最上部にあって上を向くようになった」から始まり，「手の使用やそれに伴う道具使用，更に火の使用により咀嚼器の負担が大幅に軽減した」ことが顔と文化の関係に革命的な役割を果たしたという．顔はその人物の人柄や心を表すものと考えられているが，それは正しくない．人柄を表すのはその顔の表情である．鼻の形がどうであろうとも，その人柄と関わりはない．しかし，表情はその人独特の癖もあるが，心の動きをかなり克明に表す．問題はその表情をいかに読むか，なのである[4]．

　鷲田[5]は，たとえばスナップ写真の顔を見るとき，時間が停止したその顔は「表情」ではないという．「表情は時間現象として現れる」と述べ，表情は絶えず移ろい，揺れ動いているものだとした．顔は顔面筋のつくる表情によって，また著しく修飾される．表情は，心理的，社会的なものであり，喜怒哀楽や，意志，教養の程度をもしばしば克明に表す．顔はさらに現実の社会関係で，人のある役割を示す面（ペルソナ）ということがある．面は本人から独立した，背後の集団の権力秩序を象徴する意味をもつ[5]．

19世紀の解剖学者で外科医であったチャールズ・ベルの言葉に「思考は言葉に，感情は表情に」がある[6]．顔は，視覚，聴覚，嗅覚，味覚など，主な感覚入力の場として，またスピーチのような主な伝達出力の場として，社会生活を営むうえで大変重要である．感情は主に顔に現れ，身体には示されない．身体は，その代わりに人々がどのように感情を処理しているかを示す．人の表情は個人の情報体験が表出されたものであると同時に，他者にその情報体験を伝えたり，何らかの相互交渉を生起させるコミュニケーション機能をもっている．表情には，表出（encoding）能力と解読（decoding）能力とがある．表情は，言語と比べると，もともとはるかに多声的であるといえる．

一つの顔のなかには，和音の場合と同じく種々のものが同時に出現する．したがって，顔は一つの統一体である．だから，われわれは顔の一つの部分を検討することはできない．すべてが連関しあっている．驚き，恐怖，怒り，嫌悪，悲しみ，幸福の感情が，額，眉，瞼，頬，鼻，唇，顎の変わり具合に応じて，どのように表情として呈示されるか？[7]表情については，「情緒的な表情は左右対称的で，意識的・意図的な表情は左右非対称的になる．繰り返し表情を重ねることで，その人の顔のしわとして固定される」といい，顔は表情でつくられるものである[4]．同じ中年期にある人でも，円満な人生を送ってきた人の顔のしわは左右対称的であるが，厳しい人間関係に身を置いてきた人の場合は非対称的なことが多い[8]．

顔の医学として見ると，身体に悪影響を及ばす習慣性の歪みあるが，① 咀嚼習癖あるいは片側噛みの癖，② 睡眠姿勢習癖，③ 口呼吸習癖がある．顔とその周辺に存在する顔面表情筋，咀嚼筋，嚥下・発声筋などの筋群は，みな内臓平滑筋に由来している．そして，これら4つの筋群は，心（＝感情）の動きと共役的関係にある．

主な表情筋は，前頭筋，皺眉筋，鼻根筋，眼輪筋，頬筋，大頬骨筋，小頬骨筋，笑筋，口輪筋，口角挙筋，口角下制筋，おとがい筋，下唇下制筋であるが，人間の顔にはこれら表情筋が特別に発達している．表情

筋の動きは敏速だが，微妙であることが多い．われわれはそれを一瞬の間に読み取り，相手の心の動きを予知する．もちろん，表情筋だけが表情をつくるのではなく，下顎骨，瞳孔，頭の動かし方や血色，息遣いもこれに加わる．これらはさらに発展し，奥に秘められた人格はいつしか顔に現れるようになる．このように，顔は心や人格を表す部分であり，その人間自身を代表する体部となった[8]．

人類の進化の過程で，大きな変貌を遂げたのが顔である．眼・鼻・口などの感覚器官が集まり，情報を受信し，また発信する．顔はコミュニケーションの主役である[4]．人間の顔は形の点でも働きの点でも生物にない特徴をもっている．

先に述べた人間の表情を作る表情筋は，約30種類あるとされているが，そのうち実際に使われているのは，数十％である．そして意図的な表情よりも本心が先に表れる．「好き」を表すには頬骨筋（口と目の間にある筋肉）が微妙に動き，「嫌い」を表すときは眉間にある眼瞼筋に含まれる皺眉筋が反応する．これらの筋肉の反応は，無意識レベルの神経伝達によるので，反応速度は速い．実生活が粗暴な人は乱暴な言葉遣いになる．自信がない人の声の大きさが平均58.47デシベルに対して，自信のある人の声は平均61.84デシベルである[9]．

また，他者の表情を「読む」ことで，他者の意図を察したり，自己の行動を調整したりすることができる．このように，顔に現れた情動としての表情と，その情動に写し出された意図の認識は，人々が社会のなかで適応的に生存していくために必要なコミニュニケーションの手段でもある．表情のような非言語的な情報が，かえって言語的な情報にまさることもある．表情に加えて，身体のしぐさや動作も，本人の心の状態を無意識に反映することも多い[10]．

多重信号，多重通信システムとしての顔は，3タイプの信号を提供する．すなわち，（皮膚の色のごとく）静的なもの，（深く刻み込まれた皺のごとく）ゆっくりしたもの，（眉毛をつりあげるような）素速いもの，の3タイプである．静的な信号には，多くに多少とも永久的な顔の諸相

を含んでいる．皮膚の色，顔型，骨格，脂肪質の沈殿量，顔の目鼻立ち（眉，眼，鼻，口）の大きさ，形，位置がそれである．ゆっくりした信号には，時間とともに徐々に生ずる顔貌の変化，皮膚組織や皮膚の色素の変化さえも起こってくる．特に，熟年期のそれが目立つ．素早い信号は，顔の筋肉の動きで生み出され，その結果，顔貌が一時的に変化し，顔の目鼻立ちの位置や形が変わり，一時的な皺ができる．こうした変化は，数秒間あるいは一秒の何分の一かの速さで顔に現れては消える．

　人の顔が特異であるというのは，一つにはそれは一定体表面のなかでこれほど変化に富む部分はなく，そこには数多くの器官が集合していることである．消化器官初部としての口，呼吸器官部ならびに嗅覚器としての鼻，視覚器としての眼が中心となり，中枢神経である大脳，聴覚器ならびに平行感覚器の働きをする耳などがそれらの周囲に控えている．人間の顔は，情報伝達器官として比類ない働きを示す．最終的に発達したのは口などがつくりだした音声言語であるが，人類以前から，音声はさまざまな感情や警戒を表すために発せられていた．コミュニケーションにおいては，発信体と受信体のバランスがとれていなければならない．コミュニケーションによる他者の認識が自己の存在の実感につながる．

　なぜ，われわれは顔をみるのか．それは顔に，その人の人格，そして次の行動予定が，表現されているからである．感情メッセージは，ゆっくりした顔の信号や静的な信号のいずれからも伝達されない．細目の顔または丸い顔，皺の多い顔またはつるつるした顔，唇の薄い顔や厚い顔，老いた顔や若い顔，男性の顔や女性の顔，黒人，白人，東洋人，これらの顔自体が，幸福であるとか怒っているとか悲しんでいるといったメッセージを伝えるわけではない．気分と感情は密接な関係があり，あるものは素早い顔の信号で示される．気分（mode）と感情（emotion）は，そこに含まれている気持ち（feeling）がどのくらい長く持続するかという点で異なる．たとえば，ほんの数分間あるいは正味1時間続いた怒りの気持ちは感情と名づけられる．しかし，人が終日怒り続けたり，1日

の間，何度も腹立たしくなったり，何日も怒っているなら，それは気分である．

　素早い顔の信号は，また表象的メッセージを伝達する．これは一種の非言語的信号であるが，たとえば同意のメッセージで，眼でウインクすることである．素早い顔の信号は，感情メッセージと表象メッセージを伝達するのに使われる．これらは，会話の句読法としても使用される．顔は，会話中に得られる一つの情報源にすぎない．大抵の会話で頼れるのは，見聞きする視覚や音である．聞き役のときには，少なくとも3つの聴覚回路を通して情報が集められる．使われる実際の言葉，声の調子，そして話す速さや，小休止の数や話の中断の数である．顔を見ているときには，少なくとも4つの視覚回路を通して情報が集められる．すなわち，顔，頭の傾き具合，全体の姿勢，そして腕，手，足，脚の骨格上の筋肉の動きなどである．これら視覚回路と聴覚回路は，いずれも感情についてわれわれに何事かを告げている．顔は真実と偽りの感情メッセージのどちらも伝達するので，顔の表情に関して多少混乱が生じる．統制されない不随意による真実に表情もあるが，修飾され調整された偽りの表情もある．

　私たちが意思を伝達するとき，言語のほかに身振り語を使う．表情は身振り語の典型となる．しかし，意思伝達では，意思を表すもの（表情；expression）と同時に，意思を受けるもの（印象；impression）の両者が備わらなければならない．その点で，白人では意思を表す表情が発達したのであるが，日本人では意思を汲みとる印象能力が発達しているといえる．英語ではexpressionでも，日本語にすると「表現」と「表情」と，そこには微妙な差異がある．「表情」というとき，常識的には，感情・情動・意思といった「内なる心的現象（内奥的心理現象）」が，身体表面の「外なる物的現象（外面的身体現象）」となって表出されることである[11]．

　顔は，複雑で繊細なメッセージ主，認識，感情あるいは社会的信号とすみやかに対話する．顔を見るだけで，その人の確認，感情あるいは社

45

会的判断や評価が即座にでき，潜在的にして瞬時に行われる．もちろん，観察者の個人的バイアスも大いに影響する．判断には，次の3つがある．身元判断（Identity Judgements）は，友人と面識のない人と区別し，人種，性別，年齢をかなり正確に判断する．感情判断（Emotional Judgements）とは，顔の表情からその人の感情状態を判断する．そして，社会判断（Social Judgements）では，他人の挙動の社会的判断を瞬時にできることを「薄切りにする」と言い表すが，多くの場合，かなり正確である．他の因子として，ヘアスタイル，あるいは服装，装飾品，メークアップあるいは入れ墨などの飾り類でも社会的判断をする．

性格は顔に，生活は体型に，本音は仕草に，感情は声に，美意識は爪に，清潔感は髪に，そして落ち着きのなさは足に出ると言われている．どんな人でも，年齢だけは，平等に積み重ねていくのであるが…．自分の顔に責任をもてという，第16代アメリカ大統領リンカーンの言葉 "Every man over forty is responsible for his face" があるが，"Don't judge a book by its cover"（本は表紙だけではわからない）という有名な英語のフレーズが示すように，人を見た目で判断してはいけないということもある．

顔を医学的観点から見ると，身体活動は顔に絶大な影響を与える．咀嚼器の偏った使い方がこうじると，顎口腔の機能障害につながり，顔は多くの場合，腑抜けの状態になる．身体に悪影響を及ぼす習慣性の偏りには，主として，咀嚼習癖（片側噛みの癖），睡眠姿勢習癖，口呼吸習癖である．口の使い方はその人の「容貌・容姿」，つまり人間の姿形・姿勢や顔の造作と関係がある．

一般的に，大人顔の印象としては「尊敬・信頼できる」「神秘的」「知的」「賢い」「理論的」であるので，「冷たい」「素気ない」「近寄りがたい」「傲慢」「頑固」「非人間的」な印象となる反面，子供顔は「親しみやすい」「明るい」「心が暖かい」「ものを気軽に頼める」などから，「軽薄」「底が浅い」「頼りない」「頭が悪い」「非理論的」「御しやすい」あるいは「生意気」といった印象になる．さらに，これらに「美醜」「身だしなみ」などのさまざまなファ

46　　7. 顔の表情

クターが関与して，その人の印象は決定される．しかし，ここで過般化効果（を狙った固定観念を，過剰にあてはめる危険性）を忘れてはならない．

メルロ・ポンテイは「私は他者の表情の中に生きている．他人は私の表情の中に生きていると感じるのと同じように」と述べている[12]．これは，フラベル[13]の定義したメタ認知につながる．メタ認知とは自己の認知活動（知覚，情動，記憶，思考など）を客観的に捉え，評価したうえで制御することを示唆し，メタ認知能力とは，認知→評価→制御のサイクルができる人のことを言う．メタ認知能力の高い人とは，もう一人の自分が自分自身を客観的にみて，自分をコントロールできる人のことである．対して，メタ認知の低い人は，非認知能力が低い人のこと，つまり自分が周りからどう見られているのか把握できていなく，結果を出せない人のことを意味する．

顔の研究の一つの主流は表情分析である．われわれは日常生活において，多くの他者と顔を通してコミュニケーションをはかり，相手の内的感情を類推・認知している．身振り・接触・姿勢・歩行などの人間の非言語行動のなかでも，顔に表れる表情は特に，情報量が多いとされており，対人コミュニケーションの中心的役割を担っている．

自己相似性を示す図形や物体をフラクタルと呼称し，フラクタル性を有する物体は，ほとんどが複雑な形状，性質を示す．そして，複雑さにもさまざまな複雑さを内含している．竹原ら[14]は，表情（喜び，悲しみ，怒り，恐怖，驚き，穏やかさ，眠気，興奮）のような高次認知過程の一部である表情認知構造にも，フラクタル性を発見した．最近の顔の認知研究で，怒りや喜びと言った情動性を含む表情は，そうでない中性表情に比べて知覚精度が高く，特に怒りや恐怖のような脅威を表す表情は，速く正確に知覚される．このような表情の表す情動性の違いは，顔の記憶にも影響を及ぼす．顔再認記憶における表情効果を検討した結果，笑顔優位性効果を示す結果が報告されている[15]．竹原[16]は，顔のもつ，社会のなかで個人を特定する視覚的記号としての機能を調べた．

竹内[17]は，人は他人の感情を「静止画」では判断しない．「表情の変化」
（つまり，動画）で判断し，しかも表情は世界言語であるとも言及してい
る．われわれの「顔」は，その人の性格や育ち（環境）や，感情を伝え
る大切な視覚情報の発信源として，かなり重要視されている．相手の気
持ちを正確に理解し，それに適切に対処すれば，人間関係は円滑にな
り，職場やご近所とのお付き合いなどからギスギスがなくなるはずであ
る．正確な表情の分析，そしてそれに基づいた適切な対処ができれば，
よりよい人間関係を築くことも，スピーディーかつ間違いのない仕事も
可能となる．

　佐藤[18]は，一瞬の表情で心を見抜く術のもととなるいくつかの事例を
挙げている．たとえば，まばたきの急増は困惑とウソの暗示，表情がク
ルクル変わるのは「うまく芝居をしたい」演技欲求の現れ，下唇の舌な
めずりは無意識の焦りのサインであり，横への泳ぎ目は隠された自信の
なさを，上向きの泳ぎ目は過去の回想のはじまりであり，下向きの泳ぎ
目は「思案中です」のサインと続く．さらに，口もとだけ笑って目のま
わりが動かないのはウソツキを示唆し，アゴを上げ鼻腔をふくらませる
のは優越と得意の絶頂のシンボルであり，口の両端だけを小さく上げる
笑いは「社交的余裕」と示す，とある．要は「心を見抜く」というより，
「相手の状態を見抜く」という感じ方であり，表情を読み取るのは，相
手との会話や状況の文脈から推測するしかないと思える．

　チャールズ・ベルは「思考は言葉に，感情は表情に」[6]と言ったが，表
情は一般には，感情・情動・意思といった内なる心的現象が，身体表面
の外なる物的現象となって表出されると，考えてよい[11]．他人の顔の表
情分析を今まで見てきたが，自分の顔を使って，いかに感情を表出する
かを考える[6]．これには以下の理由で個人差がある．第一に，静的な顔
の造作は，顎骨の高さ，眼のくぼみ方，脂肪の厚さ，筋肉が実際どこに
ついているかなどの条件しだいで，どの表情表出に関しても多少の変動
を生み出す．第二は，特例の感情を呼び起こすにはその人の個人的経験
が介在する．第三に，人それぞれに，感情の個人的な表出規則がある．

これは文化的表出規則と異なり，私的な表出規則は個人的なものなので，ある文化やその下位文化に属する人々がそれらを共有するわけではない．感情を抑えるか，感情をあらわにするかで，顔の表情に見る六つのスタイルがある[6]．

　無意識の感情表出（自分の顔にどのような表情が現れているのか全く気づかない），無表情感情表出（他人から見ると，その顔が中立あるいは非常に曖昧に見えるときでも，自分の顔にはある種の表情が現れていると確信している），代替的な感情表出（ある感情との顔つきを別の顔つきに無意識的に置き換える特徴がある），凝結した感情表出（自分では本当は何の感情も感じていないのに，顔のどこかに何らかの感情の痕跡がいつも表されること），常備の感情表出（いかなる状況のどのような出来事に対しても，その最初の反応として一つの感情を特徴的に示す），そして過剰な感情表出（このような人は，年中かなり明確な仕方で，一，二の感情を示す．何も感じていないというときがない）である．なお，五感の発生過程で早いものから順に，触覚，味覚，嗅覚，聴覚，視覚の順であり，生物の高等化の順でもある．興味あるのは，衰える順はこの逆であり，視覚，聴覚，嗅覚，味覚，触覚の順とされている．一方で発達順位とは異なり，これらの感覚の優先順位は高い順に触覚，聴覚，視覚，嗅覚，味覚となり，優先順位では味覚が一番低いことになる．たとえば，食事（味覚）中に他人に体を触られる（触覚）と，急に味を感じなくなることを多く経験するのである．

文献

1) Benton CP, et al. Viewpoint dependence in adaptation to facial identity. Vision Res. 2006；46(20)：3313-3325.
2) Baron-Cohen S, et al. Is there a "Language of the eyes"? Evidence from normal adults, and adults with autism or Asperger syndrome. Visual cognition. 1997；4(3)：311-331.
3) モーリス・メルロ＝ポンティ著，中山　元訳．メルロ＝ポンティ・コレクション．筑摩書房，1999.
4) 香原志勢．顔の表情の人間学．平凡社，2000.

5）鷲田清一. 顔の現象学；見られることの権利. 講談社, 1998.

6）チャールズ・ベル著, 岡本　保訳. 表情を解剖する. 医学書院, 2001.

7）P・エクマン, W・V・フリーセン著, 工藤　力編訳. 表情分析入門. 誠信書房, 1990.

8）西原克成. 顔の科学—生命進化を顔で見る. 日本教文社, 2005.

9）植木理恵. すぐに使える　行動心理学. 宝島社, 2017.

10）山田桂子. 愛されるための表情美学—きれいな笑顔が愛をつたえる. 婦人画報社, 1996.

11）廣松　渉. 表情. 弘文堂, 1989.

12）Merleau-Ponty M. The primacy of perception：and other essays on phenomenological psychology, the philosophy of art, history and politics. Northwestern University Press, 1964.

13）フラベル著, 岸本　弘訳. ピアジェ心理学入門. 明治図書出版, 1969.

14）竹原卓真, 野村理郎. 「顔研究」の最前線. 北大路書房, 2008.

15）吉川左紀子. 顔の再認記憶に関する実証的研究. 風間書房, 1999.

16）竹原卓真. 表情から感情を読み取る：その代表的モデルと複雑性：その代表的モデルと複雑性. 感情心理学研究. 2002；9（1）：31-39.

17）竹内一郎. 結局, 人は顔がすべて. 朝日新聞社, 2016.

18）佐藤綾子. 読顔力　一瞬の表情で心を見抜く技術. PHP研究所, 2010.

8. 顔の認識，印象，記憶

　もし人に顔がなかったら，私たちの生活はどうなるのか？　人と会っ
たとき，目の前の相手に顔がなかったら，その人が誰だかわからない．
顔は身分証明書だからである．顔がないと自分の気持ちを伝えることも
難しくなる．顔によって，その人の印象が決まることも少なくない．顔
はまさにメディアである．

　さらに言えば，顔は自分自身であり，プライドあるいはコンプレック
スの源でもある．人が自分の顔を気にするのは，顔が人にとってただ一
つの裸の部分であるからである．その裸の部分を相手の一番見えやすい
目の前に置いているからでもある．われわれは顔から社会生活を営むう
えで欠かすことができない，他者の多くの情報を読み取っている．たと
えば，人物同一性，性別，年齢，現在の感情や健康状態，注意の方向な
どである．

　われわれが顔を認識することで得られる情報は，目・鼻・口のような
顔パーツの形状や，これらパーツの微妙な配置等を含む全体的配置など
の視覚的な情報，その顔から読み取られる印象や性格などの意味的な情
報，性別や年齢，表情などが表す感情状態など多様である．パーツの形
状やその配置が似ているにもかかわらず，人間はその微妙な違いによっ
て個々の顔を識別することができる．このことは，顔が非常に卓越した
パターン認識がなされる対象であると同時に，人間の高度なパターン認
識能力を暗示するものである．このように，個人を識別するために相手
の顔から得ている情報として，パーツの大きさや形状，それらの配置パ
ターン，肌の色合い，そして顔の傷やホクロなどで特徴づけられるその
他の要素が挙げられる．

　人間が日常場面において未知の顔を記憶する際，相手の第一印象とし
て得ている情報に，「目が大きい」「鼻が小さい」「眉が離れている」など

といったものがある．これらは人間の顔識別処理において，顔パーツの形状やその配置パターンが特徴として強く注目されていることを示している．この特徴の重要性は，人の顔を描写する似顔絵の作成技術においても見られる．かなりデフォルメされた似顔絵を見た場合でも，顔の位置関係，および形状が正確に描写されていれば，人間はかなりの確率で似ていると認識する．このことから，顔のパーツの大きさや形状，配置のパターンは，個人性を表す特徴量として重要である．と同時に，人間の顔認識処理において，重要な役割を担っているといえる．

人にとって，顔は最も見慣れた視覚刺激の一つであるとともに，最も重要な意味を持つ社会刺激でもある．たとえば，人は顔を見て，即座にそれが誰であるか認識できる．また，顔から性別やおおよその年齢を推察することや，表情を読むことで，その人の感情や心の状態を認識することも可能である．

人の顔認識の特徴としてよく知られているのが，顔の倒立効果である[1~3]．これは，顔を180°回転させると，認識が大きく阻害されるという現象のことである．また，他の物体認識と顔認識を比較しても，顔認識のほうが倒立呈示による認識阻害効果が大きい．目という刺激は，社会的場面におけるシグナルとしての機能を有しているため，顔を示されると自動的に目の部分に注意を向けるのではないであろうか．ヒトの顔情報処理においては，目が特に重要な役割をはたしていることが知られており，われわれが人間の顔を見分けるのは，両眼と鼻の三角部分を無意識的に注意し，見覚えるからである．ただし，それは近距離の場合であり，遠距離となるとむしろ顔の輪郭と髪型が決め手となる場合が多い．

顔は人種や年齢，性別をはじめ，感情や健康状態，注意の方向といった社会的相互作用を方向づける重要な情報を発する機関であり，つまり多重情報発信体としての顔である[2]．顔の認知の具体例として，表情認知，心証認知，魅力認知，記憶をあげられる．表情認知の領域では，怒り表情が他の表情に比べて，より迅速に検出される．顔の印象認知で重

要な二つの次元（信頼性と支配性）については，個人差が存在すること
が報告されている[4]．チャーマーズによると，ある人物の顔を認識する
ときには，まず「顔」か「顔ではない」かを，あらゆる画像のなかからサー
チし，「顔」だと判断したら，目・鼻・唇などを切り出し，その相対関
係から「これは，Ｘさんの顔」と認識する[5]．日常生活における顔の記憶
は，単なる視覚情報の保持ではなく，職業や年齢，家族構成などその人
物に関する自伝的情報とともになされる[6]．

　自己顔の認識過程は，主に大脳の右側が担っている，という神経心理
学的知見が多々ある[7]．顔の認識は，日常のコミュニケーション場面に
おいて非常に重要な能力の一つである．われわれは相手の話す内容だけ
でなく，表情や視線に注目することで，その相手が何を考えているのか
を推測している．そのなかでも自然に，相手は何に注意を向けているの
か，という相手の精神状態を知る手がかりになるし，またその方向に対
して自らの注意を向けるという，自己の防衛にとっても重要な情報を与
えてくれるのである．

　われわれが顔を認識することで得られる情報には，視覚的情報，意味
的情報，そして感情的情報があると先に述べた．そして，これらの情報
が顔の記憶にも影響を及ぼすことが知られている．特に，示差性と魅力
は重要である．一度会えば，二度と忘れない顔もあれば，何回会っても
なかなか覚えられない顔もある．その理由の一つとして，それぞれの顔
のもつ視覚的特徴の目立ちやすさに違いが影響している．このような
個々の顔の視覚的な特性が記憶に影響するという現象を示差性効果[8]と
いう．これは，「人ごみの中でも見つけやすい顔」として定義されるよ
うな示差性の高い顔は，そうでない顔よりも記憶されやすいことを意味
する．さらに，顔の魅力は示差性を反映した指標となるかとの研究もあ
る．顔の魅力，示差性，記憶のしやすさの間での相関性の研究も，興味
ある内容である．顔の認識には人物同定の過程だけでなく，表情の認識
過程もふくまれている．表情は，その人物の感情状態や関心を表してお
り，それを見た人がどのように解釈し，次にどのような行動をとるかを

決定する要因ともなりえる．これらのことから，表情はコミュニケーション場面では重要な要因であり，顔は顕著な社会的刺激であるといえる．

　顔を認識する脳細胞は，1972年にグロスらによってサルの大脳側頭葉において発見された[9]．顔細胞は顔のどの部分も平等に記憶するわけではなく，人の顔の目，鼻，口に鋭く反応する．つまり，目や鼻，口元は顔の特徴がよく現れる部分といえる[10]．顔を認識するには，この部分のパーツをしっかり記憶することの重要性を暗示している．大坊は，他人の顔写真を呈示して，どの部位を優先的に認知するかを検討した．対象が男性の場合は，髪（34.5％），目（18.6％），眉（17.9％），鼻（9.7％），口・唇（9.7％），輪郭（8.8％），鼻（8.3％）となり，女性の場合は，髪（27.5％），目（15.2％），眉（12.3％），口・唇（9.7％），輪郭（8.8％），鼻（8.3％）となり，優先部位やその重みづけが対象の性別により微妙に異なるが，目が他人を判断する際の重要な部位であることがわかる．さらに，自分の顔を呈示して好きな部位，嫌いな部位を選択させた場合を選択させた場合，いずれも目（好き：32.2％，嫌い：26.0％）が突出し，髪は比率が下がる（好き：14.9％，嫌い：9.8％）[11,12]．

　ここまでは健康な成人に関する考察であったが，その他の場合について見ておくことにする．五感を，触覚・嗅覚・味覚・聴覚・視覚の順に列記する場合，そこには意味がある．一般に，この順で生物は高等化し，人間は発達過程をたどると言われている．乳幼児期に人間の「顔」を他のものと視覚区別することは，生存上最も重要な機能の一つである．現実世界における「顔」の観察状況を考えると，「顔」は三次元空間の中に存在する立体である．

　鶴原ら[13]は，三次元空間における「顔」知覚の発達について，乳児を対象に検討した．その結果，生後4カ月児でも，笑顔という運動情報を加えると，「顔」の大きさから距離が知覚でき，顔と他の物体との弁別（顔選好）が可能となる．「顔」知覚は脳内の腹側経路で，空間情報は背側経路で処理されていることが知られているが，この結果は，このよう

な脳内の処理経路の分化が乳児期にすでに見られる可能性と整合することを示唆している.

「人間は40歳になったら自分の顔の責任をもたなければならない」. 顔は人が外界の世界を認識するための主要な感覚器官が集中しており, そこには目, 鼻, 口, 耳がある. ひと昔前までの共同体のなかでは, 顔を知ることから他人との交流が始まった, というよりも, 始めざるをえなかった. 顔は相手の性質や人柄を知る手がかりだったからこそ, ある年齢に達したら自分の顔に責任をもて, といわれてきた[14]. しかし, 共同体の崩壊に伴って顔の重要性は低下した. たしかに, 有力者の「顔が通用する」社会よりは, 皆が平等のほうがいいかもしれない.

一度聞いただけの内容を直後に再生するような場合, 日常的なことを対象にするかぎり, 記憶容量は7個前後になるとされている. この7個というのは情報量ではなく, 意味をもった一つの「かたまり」の数のことで, 数字のような情報量的に小さなものも, 人の名前のように情報量的に大きなものも同じ程度, 7±2個(個人差による変動)しか覚えられないということが発表された. 最近では4±2と言われ, 「08012345678」なる11桁の数字も080-1234-5678と, 3桁, 4桁に分ければ, 覚えられる(余談であるが, 電話番号等の桁数の多い番号を英語でインプットすると, 英語でしか出てこないし, 日本語でいったん記憶すると, 日本語でしか反復復唱できない). したがって, 初対面の人の顔を, 直後に説明する場合でも, 多数ある顔情報のうちの大体7つくらいの項目で描写することになるのである[15].

顔を見分けることができなくなる「相貌失認症」(prosopagnosia)という病気[16,17]がある. この顔は誰の顔である, あるいはこの人の顔はこんな様子であるといった想起は, 通常何の困難も伴わずに行われるが, そうしたことができなくなるのが相貌失認である. この疾患の特異性は, われわれが日常においてあまりにも当たり前に行っていることが不可能となるところにある. 家族の顔や同僚の顔がわからないといったことをはじめとして, 自分の顔を鏡で見ても慣れ親しんだ印象が伴わないな

ど，顔認知において何の障害ももたない立場にとっては，非常に想像が難しい事態が生じるのである．

　人が対象物，とりわけ他人に対面したとき，感覚，感情，思考，直観の4つの機能が生じる．感覚機能というのは，ただ外のものを知覚するだけであり，五感によって見たり聞いたり味わったりすることで，感覚的な刺激を受けとるだけの機能である．目に光が入る，耳に音が入るといった感覚器官に与えられた第一印象を感覚所与といい，特に動物はこれを使っていると言われる[18]．直感機能は，人に会った瞬間にその人の性格や人となりがわかってしまう機能のことである．感情機能と思考機能は，受け取ったものについて判断をする機能であり，感情機能は感情的に反応する機能である．残る思考機能は，「このことは論理的にみて正しいか正しくないか」という判断する能力だから，判断機能である[19]．心がけ次第で良くも悪くもなる顔の本質を知り尽くすことで，誰もが思い通りの顔を手に入れることができ，自分の顔の"主治医"は，自分自身という主張もある[20]．

　人は，「表紙で本を判断」するように，「外見で他人を判断」するので，「顔つきは精神の反映」である[21]．個人的な評価についても，理由を問われると「目のあたりが何となく知的」とか，「なぜだかわからないけれど，どことなく優しそうだ」などと言う[21]．人は瞬時に苦もなく多人数のなかから顔を見分け，しかも一度覚えた顔を忘れることはめったにない．鼻に手を加えたり，顎を強調したり，たるんだシワを引っ張ったり，ひげを剃ったり生やしたり，眼鏡をかけたりと，外見上では一見変化があるようでも，顔からの個人同定ができる．

　興味深いことは，顔の同定能力の正確さは，自分と同じ人種でない顔では，かなり低下することである．つまり，特定の顔を絶えず見ていることのほか，知覚的体験がアイデンティティーの識別に重要な役割を果たしていることを示唆している．先に述べた相貌失認患者が顔の知覚に示す欠損は非常に特異であり，彼らはどの2つの顔が同じで，どの2つの顔が異なっているかはわかる．感情についても正確に区別できる．彼

らにできないのは，自分が見慣れているはずの顔のアイデンティティーをつかむことである．ときとして，顔から年齢や性別を判断することが困難である場合もある．

　右脳のある部位に損傷を受けた患者は，感情の表出を区別する能力に，はっきりとした欠損がみられる．しかも，この能力の欠損は顔についてだけであって，感情的刺激を理解できないわけではない．正常な人々の研究でも，表情を読む能力は右脳にあることがわかっている．つまり，表情を処理する際に右脳は有利である．逆に，顔の左半分の方が右半分より感情をよく伝える[20]．顔は知的，精神的，身体的適応に対する多様な手がかりを提供する．人の顔には年齢，性別，人種，個性，感情，健康状態が現れる．顔から適応上重要な情報を引き出すのに，学習も役立っているが，発育，比較文化，神経学の研究の結果，この能力には特別な神経的な要因があることがわかっている．

　美とは物自体がもつ質ではない．ただそれを見つめる人の心のなかに存在する．人の心はそれぞれに違う美しさを感じ取るのである．デイビット・ヒュームは「美は，見る者の目のなかにある」[22]との言葉を残した．ある研究で，1/4秒以下しか顔を見せずに魅力を判断させたところ，時間を制限しなかった人の判断と一致した．魅力についての意見の一致は，判断される人の性別，人種，年齢に関係がない．しかし，判断者が男性の場合には，女性間での魅力の差異がより著しい．

　人の顔を覚えるのがどうしても苦手な人がいる一方で，一度出会っただけの人の顔を確実に覚えてしまう人もいる．うまく覚える方法などもさまざまであるが，どうやら「顔の特徴を言葉にして覚える」というやり方は逆効果である．「言語隠蔽効果」[23]と呼ばれ，色や味覚，嗅覚など言語化しにくいものをあえて言語で記述してしまうと，記憶が歪んでしまう現象のことである．どうやら言語隠蔽効果は人の顔を覚える際にも見うけられる．人の顔を覚えるときに顔の特徴を言葉にしてしまうことで記憶が歪む理由には，2つの仮説がある．2つのうち有力な説は，「人の脳は目，鼻，口の位置関係などから顔全体を捉えて覚えるが，言葉に

することで部分のつながりが失われ，記憶が歪む」という説であり，もう1つは「言葉が記憶を直接阻害する」というものである．

犯罪捜査では，目撃者に対して犯人の顔の特徴を証言させることがある．もし証言のプロセスを誤ってしまうと，誤認逮捕などの問題が生じる原因にもなる．たとえ特徴的な顔のパーツがあったとしても，特徴を言葉にして覚えたり，あるいは言葉で表現した特徴を使って思い出したりせず，「顔全体の印象」として捉えたほうが記憶を歪ませる危険がないようである．

観察した顔について言語報告することが，後の再認記憶に妨害的に働く言語隠蔽効果について上に述べたが，この効果のメカニズムを説明する有力な考えに，再符号化干渉説と転移不適切処理シフト説がある．前者の説では言語報告の不正確な再符号化が再認記憶を妨害すると考える．一方，後者の説では顔認知に利用されている全体的処理が言語報告によって部分処理に移行することが，再認記憶を妨害すると考える．遠藤ら[24]は，この2つの説の妥当性について検討するために，言語報告の内容を正確性と全体・部分のどちらに関わる記述であるかの2つの側面から分析し，記述内容と再認記憶成績の関係を調べた．その結果，部分に関わる不正確な記述の量が多いと再認成績が低下することや，全体に関わる不正確な記述の量が多いと逆に再認成績がよくなることが示され，部分的に両方の説とも支持された．

ここに，興味ある報告がある．生まれつき全盲者（先天盲）における会話での顔の認識について，① 微笑みは，目の見えない人にとって，それがあなた自身の内部に引き起こす感覚のおかげで，物理的な実体になっている，② 感じの良い声をした人というのは，必ずではないとしても，大概は感じの良い顔をしていると思っている，③ 彼らの心や世界は，音で満たされているということであり，彼らのなかでは他者や他者の性格や気分というものは，声から聴覚的想像力を通して経験される．彼ら先天盲の人にとっては，他者の「顔」を，そのもの自体とは全く違うように構成してきた．一方，ある時期から全盲となった人（後天

盲）にとっては，① 盲目になる前から知っている人には顔があり，盲目になってからはじめて会った人には顔がなく，② 親しい友人たちに限れば，何を考え，何を感じているかは声でわかる[25]．

　進化的に最もヒトに近縁であるチンパンジーを対象に，彼らが顔を知覚する際に脳の半球優位性が見られるのかを非侵襲的な方法で分析した結果，① チンパンジーにおいても，顔知覚処理が脳の右半球で優位に行われていること，② チンパンジーの年齢がこの反応傾向に影響を与えていることがわかった．すなわち，特定の種に対する接触経験が，この脳の半球優位性と関連しているという研究報告である[26]．

　顔認識を社会的に適応する場合がある．身体認識には指紋認識が比較的古い歴史をもっているが，近年生体認識として，顔認識が取り入れられつつある．特に，iPhoneのキーロックへの使用が検討されており，顔のもつユニーク性を強調して，1/10億の確率で他人と同人とされている．このような顔認識システムは，主に防犯領域で監視カメラにデジタル画像を介した活用が見られる[27]．最近（2018年7月）の情報では，北京大学で顔認識システムを導入した．このシステムは「1対1」の顔認識システムとは異なり，「1対Nシステム」（登録画像データベースから本人の顔画像を検索するシステム）の採用を報告している．

　出入国管理などのセキュリティや国民IDといった国家インフラから，企業の入退場管理やモバイル・パソコンのログインなどのセキュリティ強化のほか，企業のサービス高度化や機器の組み込みまで，業種を問わず幅広い分野で顔認証技術が利用され始めている．

　そのなかにあってNECは，1989年より顔認証技術の研究開発を開始した．これは50年以上前に文字認識の研究で確立したパターン認識技術を応用したものであり，当時も世界各国で生体認証（バイオメトリクス）の研究が行われてきたが，指紋認証は実現できても顔認証の実用技術化は難しいと考えられていた．2009年に発生した米国同時多発テロ事件により，高度なセキュリティ対策が求められたことを受けて，製品への応用が一気に加速した経緯がある．

静止画顔認証はカメラの前に立ち止まって本人の意志で認証を行う「積極認証」である一方，動画顔認証は本人がカメラを意識しないタイミングで行われるため，環境条件（カメラの設置場所，画質，光の当たり方，被写体の大きさなど）や被写体の動作条件（歩行速度，顔の向き，視線など）の影響を受けることが多く，静止画顔認証より格段に高度な技術が必要とされる．

　近年のテロ事件の急激な増加に伴い，空港やレストラン，ホテルのロビーといった公共施設でのセキュリティをいかに守るかということは，全世界的な課題となっている．顔画像データは，国籍を問わず全世界のパスポートに入っている唯一無二の個人認証手段であり，さらに監視カメラにおける人物特定など，離れた場所からも認証できるという点で，ほかの個人認証技術と異なる利点がある[28]．

　暗号番号での文字打ち込みの煩雑さと打ち間違いを回避するなどのために，要録された顔を認識することでスマホ（多機能携帯電話）のロックが解除できる仕組みがある．しかし，顔認証で最近知った事実であるが，ある女性が素顔で自分のスマホにアクセスしようとしても，化粧顔を登録していたため，自分自身の顔が認識されないという悲劇が実際に起こっているそうである．世の中，いろいろと便利になると，反面どこかで不便になるものである．

　以上，顔の認識について考察してきた．認識とはある物事を知り，その本質・意義などを客観的に理解することであり，また，意欲・情緒とともに意識する心の働きである．一方，顔の与える印象となると対象が人間の精神に直接与える感覚的あるいは情熱的な影響を示し，主観的である．「この人，感じのいい人だな」と思うと，必ず相手もそう思っている，一方「こいつ，感じ悪い！」と思うと，必ず相手も同じことを思っているものである．

　顔の印象を決める要因として，目・鼻・口などの形状・配置や輪郭などの「形状・配置因子」，皮膚色や光沢といった「質感因子」によって大きく変化する．これらの顔の形態がどのような印象をもたれるのか，そ

の関係について鈴木[29]は以下の3点に整理し，検討した．①［第一印象の構造］人の顔を見たときに形成する第一印象は，どのような因子から構成されているのか，②［形態印象の構造］人の顔を見たとき，その形態的特徴をどのように捉えるのか，③［顔の形態と印象の関係］第一印象と顔の形態特徴はどのように関連しているのかについて，400人の女性（20〜50歳代）を対象にした調査結果，① 顔から受ける第一印象構造は，因子分析により「あたたかさ」「洗練度」「活発さ」「若さ」の4つの因子で構成され，② 形態印象構造は，クラスター分析により「肌のきれいさ」「ふっくら度」「目のぱっちり度と彫の深さ」「眉のボリューム」「顔の大きさ」「目-眉の集中度」「顔の長さ」「額の広さ」「口の大きさ」「目と眉の上がり具合」の10のまとまりであることが示された．さらにその③ 印象因子と形態印象因子の間に有意な関連性があることを示した．

さらに，阿部らは，顔の形態印象と人格印象，感情評価の関連性を検討した結果，顔の形態印象と人格印象，感情評価との関連性を示している[30,31]．また，顔の魅力度判断におけるパーツの魅力の影響を検討するため，魅力度の高い顔（あるいは低い顔）のパーツを入れ替えた結果，目，眉，輪郭が魅力度に影響を与えることと，パーツの魅力度さえ高ければよいということではなく，全体的配置も重要であることをあきらかにした[32]．

顔の各パーツから形成される印象と全体印象との関連性をあきらかにすることを目的として，2種類の実験を実施した．その結果，① パーツから性を推測させた場合，男性刺激人物の性の推測の誤答率は女性刺激人物の場合よりも高くなること，② 各パーツからの印象を加算結合させることによって，全体印象をある程度は説明できること，③ パーツのなかでは輪郭と目から形成される印象が全体印象と相対的に一致していること，の3点があきらかになった．結果より，① 他者の性を判断する際には，各パーツのバランスや組み合わせからの情報が相対的に重要なこと，② 他者の印象を形成する際には，すべてのパーツからの情報を用いている可能性のあること，③ 他者の印象を形成する際には，

特に目が重要な役割を果たしている可能性のあることの3点が考察された[33].

　最後に，顔を読むことに言及しよう．われわれは，顔から社会生活を営むうえで欠かすことができない多くの他者の情報を読み取っている．たとえば，人物同一性，性別，年齢，現在の感情や健康状態，注意の方向などである．顔は，目，鼻，口などの共通の構成要素がほぼ同じ配置にあり，互いに非常に類似した視覚刺激である．それにもかかわらず，われわれはこれらを容易に見分けることができ，数千に及ぶ顔を記憶し，それらの人物同定が可能であるなど，われわれの顔認識能力は非常に優れている．

　他人の顔から性格が読み取れるか？　顔は，その人のどのような情報を提供してくれるのか？　ゼブロヴィチ[20]は，「顔を読む」という書籍を執筆している．人々の顔は，彼らの内面的な性質，性格への窓を提供するという仮説は，シェークスピアのような偉大な作家，アリストテレスのような古代の哲学者の仕事のなかで雄弁に物語っているように，長くしかも際立った歴史をもっている．ヒトの顔立ちは驚くほど多様性に富んでいる．近縁な集団のなかでも，顔の造作は遺伝子レベルで変化が大きい．

　相手の顔を見ないでコミュニケーションができるようになった（匿顔の）現在，顔が社会のなかでもつ地位は低下しているという見方もあるが，顔の表情，使う言葉はすべて統合して，その人の品格をも反映するので，一概に，顔が見えないからといって，言葉と異なる表情をすることは通常できない．人間というのは，顔を見るとその人がどんな人か大体わかる．つまり人間では，その人の「生まれ」から，職業や生活様式，生き方，性格，品格，思想に至るまでの，その人の「人となり」を構成するすべての要因が，人相，骨相，風貌，表情として「顔」に表れる．

　顔立ちや表情から，その人の性格・気質，また才能を判定しようとする学問を観相学という[34]．顔は人種や年齢，性別をはじめ，感情や健康状態，注意の方向といった社会的相互作用を方向づける重要な情報を発

する機関である（多重情報発信体としての顔）．顔の認知の具体例として，表情認知，心証認知，魅力認知，記憶などがあげられる．表情認知の領域では，怒り表情が他の表情に比べてより迅速に検出され，顔の印象認知で重要な2つの次元（信頼性と支配性）については，個人差が存在することが報告されている．顔から形成される印象のなかでも，最も集中的に検討されているのが「魅力」である．どの顔が魅力的であるかという判断には，文化や年齢，性別を越えた普遍性があることがあきらかにされてきた．そしてこれまでに，特定の形態的特徴（平均性，左右対称性）が高い評価に寄与することが示されてきた．

　高齢になると，コミュニケーション機能は低下するのであろうか？これは，表情の表出能力と解読能力とに分けて考える必要がある．いくつかの研究報告では，高齢者の表情は表出の強度が弱いこと，高齢者の表情は顔のしわなどの構造的は変化のために，若い人の表情に比べて読み取りにくい，あるいは高齢者の表情は感情信号全体が弱まり，明確でなくなるとの指摘もある．そのようななかにあって，いくつかの基本情動のなかで最も表出しやすいとされる幸福な表情，つまり「笑い」や「ほほえみ」と呼ばれる表情の研究についてみていこう．笑いや微笑はポジティブな感情を表すサインであり，生後早い時期から出現する．若い成人を対象とした研究によると，表情表出と主観的情動経験との間には，相関が認められるが，この相関関係が高齢者を対象とした場合，認められていない．

　われわれが人を見分けるときには顔に注目することが多く，顔の記憶は日常生活において重要な役割を果たしている．記憶した顔の情報を第三者に伝えなければならない場面はどうであろうか？　一度見た顔を言語描写してから再認識する場合は，言語描写をしない場合に比べて，再認識成績が低い，つまり言語隠蔽効果[24]が出る[35]．人の表情は個人の情報体験が表出されたものであると同時に，他者にその情報体験を伝えたり，何らかの相互交渉を生起させるコミュニケーション機能をもっており，表情の表出能力と解読能力とである[23]．

顔は社会生活を営む私たちにとって，大事な視覚情報である．顔を見て何千人という人を見分け，相手の意図，感情，体調，注意の方向を知ることができる．通常，どんな人でも1000以上の顔を記憶し，識別できる．顔以外で，それほどのものは考えられない．このような特殊性は，「顔空間モデル」[36]として理解することができる．それは，ある人がそれまでに見てきたさまざまなデータに基づいて，見る頻度と顔の形状を頼りに，より効率的に判断できるように並べられ，蓄積されたものである．

　人の行動，思考，感情，性格にみられる違いの数々は，すべて脳が決めている．「できる人」とか「できた人」と呼ばれる人の特徴は，認識による記憶であるため，明確に認識して記憶するので，思い出すことも容易なのである．「記憶」には，「陳述的記憶」という種の記憶があり，言葉や図形など，頭で覚える記憶のことを言う．この領域のなかに「出来事記憶」と呼ばれる，いわば記念碑的な記憶がある．たとえば，旅先で眺めた忘れられない風景などがそれにあたる．さらにこの「出来事記憶」には，少年時代の初恋の思い出などのような「言語的な記憶」と，旅先で眺めた忘れられない風景のような「非言語的な記憶」に分類される．他人の顔を記憶するのは，この非言語的記憶の一種である．しかし，同じ非言語的記憶であっても，顔を記憶することは旅の風景などを記憶するのとは基本的に異なっている．

　不思議なことに，人間には顔を記憶する特別なシステムがあり，そのシステムによって他人の顔を判別しているのである．人間の顔に反応するのは，「側頭連合野」という領域である．もともと「側頭連合野」は形や図形を認知する領域とされ，視覚情報から得たモノの形などを，意味あるものとしてとらえる領域である．そのため，この部分が損傷すれば，対象物を眺めていても，それが何かを理解することはできなくなる．顔を認識する場合も，この「側頭連合野」が動員される．目から入った視覚の情報で，その顔が誰かを判断する．その顔を判断する部分は「側頭連合野」に存在する顔に反応する神経細胞で，「顔（反応性）細胞」

と呼ばれる[37~39]. この脳細胞のおかげで, 町の人ごみのなかでチラッとみただけで「あ, あの人だ」と知り合いの顔がわかることを経験するが, 名前は思い出せなくても, 顔はしっかり覚えている.

顔細胞は, 外界の刺激などによって常に機能的, 構造的な変化を起こしており, この性質を「可塑性」と呼ぶ[40]. 神経の可塑性は大きく3つに分けられる. 1つめは脳が発生していくときや発達していく段階にみられる「発生の可塑性」, 2つめは老化や障害を受けたときなどに神経の機能単位が消失するが, それが補填・回復されていく場合で, 「修復の可塑性」という. 3つめは記憶や学習などの高次の神経機能が営まれるための基盤となっている, シナプスの「調節の可塑性」である. 特に神経科学にとっては3つめが重要であり, 記憶と大きく関係してくる[41].

記憶には, 短期記憶と長期記憶があるが, 短期記憶は主にシナプスでの伝達効率の変化により, 長期記憶はシナプス結合の数や形態の変化により達せられると考えられる[42]. つまり, あらかじめ顔に対して反応するように備わった細胞でなく, 視覚経験された結果として, 顔という対象に対する選択的な反応を示すようになるというのである. チャーチランド[43]はこれに加えて, 「心の可塑性」をあげている.

顔は社会生活を営む私たちにとって大事な視覚情報である. 顔反応性細胞と呼ばれる神経細胞の存在はわかっても, これらの細胞が顔の視覚的特徴をどのように伝え, どう顔認識に関与しているのかは, いまだ判明していない.

前述したように, 顔や物体の認識に重要な役割を果たす大脳の側頭葉皮質と, 感情や情動に関与する扁桃体に注目して, これらの領域の顔反応性細胞が伝えている情報の特徴が研究された[44]. その結果, 側頭葉皮質細胞は, 「顔自体」がもつ「像の粗さ-きめ細かさ」(空間周波数)の情報を伝えているのに対して, 扁桃体細胞は, 「網膜に映った像」の空間周波数情報を伝えるものが多い. 顔自体のもつ画像の空間周波数構成は, どの距離から見ても変わることはない.

一方, 網膜像のもつ空間周波数構成は, 顔を見る距離によって変わる

（遠くの顔は網膜に小さく映り，顔の構成は細かく投影される）．すなわち，側頭葉皮質細胞は距離によらずに顔を認識するのに役立ち，一方，扁桃体細胞は顔画像から相手との距離を算出するのに役立つと考えられる．顔の大きさへの感受性という点で，顔の特徴を伝える方式が側頭葉皮質と扁桃体で異なることがあきらかになった[44]．

　私たちは，毎日の生活のなかで頻繁に顔と顔をつき合わせてコミュニケーションをとる．言葉の通じない相手や喋ることのできない赤ん坊とでさえ，顔の認識を通じてコミュニケーションをとることができる．顔に含まれるさまざまな視覚情報のなかから，どのような特徴が選ばれて脳内で利用されているのかを知ることは，こうしたコミュニケーションを支える神経メカニズムの理解を進めるうえで重要である．さらに脳の視覚情報処理で必要とされている顔の特徴がわかれば，情報通信の分野での応用につながる可能性がある．

　ヒトやサルの顔を見せたときに強い反応を示す神経細胞である顔反応性細胞の多くは，顔から色の情報を取り除いたり，顔を線画で表現したりしても反応を示す．したがって，単純な色情報やテクスチャ情報を伝えているのではなく，顔の部品が顔らしく位置されてできた顔の画像パターンを伝えていると考えられている．後述するが，丸を3つ書いただけで顔と認識する事実も，一種の顔反応性細胞の機能が働いた結果である．

　顔に関連する感覚融合認知を反映する現象として，腹話術効果が挙げられる．これは視覚刺激と聴覚刺激が異なる位置に提示された場合に，聴覚刺激が視覚刺激の方向へずれた位置に知覚されるというもので，たとえばテレビのスピーカーではなくディスプレイ上のアナウンサーの口元から声が聞こえるように感じられるなど，多くの日常的な知覚体験にも反映されている[45]．この現象は顔と声のような複雑な刺激のみならず，光点と純音のような単純な刺激を用いても生じ，また顔と声の表す音韻情報の整合性等の高次の要因によって効果量を規定されないことから，比較的初期の段階で生じる視聴覚統合処理を反映するとされてき

た．しかし，従来の研究では常に一対一の視聴覚刺激が提示され，これらの刺激の統合を強く促すような実験手続きが取られてきたため，天井効果によって高次の要因の関与が見落とされている可能性がある．

そこで横澤ら[45]は，1つの聴覚刺激に対して2つの視覚刺激を提示し，聴覚刺激に対してどちらか一方の視覚刺激が選択的に統合されるような状況においても先行研究の主張が支持されるかを検討した．刺激として，日本人女性が/pa/，/ka/等の音節を発音している顔の動画および音声を用いた．2つの視覚刺激のうち片方は完全に口元が見えるが，もう片方は口元がマスクで隠されており，唇の動きからその発話内容を推定することのできないものであった．複数の候補のうち，ランダムな1カ所から提示された音声の定位課題を行い，口元の見える顔の方向に知覚音源がずれた量を腹話術効果の効果量と定義すると，動画と音声の発音が同じであった場合にはそうでない場合よりも強い腹話術効果が観察された．腹話術効果に対し，顔の構音運動や音声の処理といった高次の機構が関与している可能性が示唆された．

資料

1) Matsuyoshi D, et al. Dissociable cortical pathways for qualitative and quantitative mechanisms in the face inversion effect. J Neurosci. 2015；35(10)：4268-4279.
2) Yin RK. Looking at upside-down faces. J Exp Psychology. 1969；81(1)：141-145.
3) Thompson P. Margaret Thatcher：a new illusion. Perception. 1980；9(4)：483-484.
4) 高橋　翠. リスクマネジメントとしての顔認知. 東京大学大学院教育研究科紀要. 2013；53：143-150.
5) デイヴィッド・J. チャーマーズ，林　一訳. 意識する心─脳と精神の根本理論を求めて. 白揚社，2001.
6) Tsujimoto S, et al. Modulation of neuromagnetic responses to face stimuli by preceding biographical information. Eur J Neurosci. 2011；34(12)：2043-2053.
7) Uddin LQ, et al. Self-face recognition activates a frontoparietal "mirror" network in the right hemisphere：an event-related fMRI study. Neuroimage. 2005；25(3)：926-935.
8) 平岡斉士. 顔の示差性効果の検討(2)─顔の固有特徴を統制した再認課題─. 日心理会発表論集. 2006；70.
9) Gross CG, et al. Visual properties of neurons in inferotemporal cortex of the Macaque. J Neurophysiol. 1972；35(1)：96-111.

10) 小西行郎. 知れば楽しいおもしろい　赤ちゃん学的保育入門. フレーベル館, 2006.

11) 大坊郁夫. 魅力の心理学. ポーラ文化研究所, 1997.

12) 坂口菊恵ほか. 異性の顔選好の個人差に影響する要因. 日心理会発表論集. 2007；71.

13) Tsuruhara A, et al. Infants' ability to respond to depth from the retinal size of human faces：comparing monocular and binocular preferential-looking. Infant Behav Dev. 2014；37（4）：562-570.

14) 大塚信一. 顔を考える　生命形態学からアートまで. 集英社, 2013.

15) Miller GA. The magical number seven, plus or minus two：some limits on our capacity for processing information. 1956. Psychol Rev. 1994；101（2）：343-352.

16) オリヴァー・サックス, 高見幸郎, 金沢泰子訳. 妻を帽子とまちがえた男. 晶文社, 1996.

17) 柴崎光世, 利島　保. 相貌失認患者の全体処理システムに関する研究. 失語症研. 2002；22（4）：264-271.

18) 養老孟司. 遺言. 新潮社, 2017.

19) 林　道義. 心のしくみを探る. PHP研究所, 2001.

20) 竹内一郎. 結局, 人は顔がすべて. 朝日新聞社, 2016.

21) レズリー・A. ゼブロウィッツ, 羽田節子, 中尾ゆかり訳. 顔を読む―顔学への招待. 大修館書店, 1999.

22) The meaning and origin of the expression：Beauty is in the eye of the beholder. The Phrase Finder（https://www.phrases.org.uk/meanings/beauty-is-in-the-eye-of-the-beholder.html）

23) 竹原卓真, 野村理郎. 「顔」研究の最前線. 北大路書房, 2008.

24) 遠藤光男, 高野ルリ子. 言語隠蔽効果の生起メカニズムの検討：言語報告の内容分析. 日本認知心理学会発表論文集. 2007；5.

25) 鳥居修晃, 望月登志子. 先天盲開眼者の視覚世界. 東京大学出版会, 2000.

26) Dahl CD, et al. Laterality effect for faces in chimpanzees（Pan troglodytes）. J Neurosci. 2013；33（33）：13344-13349.

27) Agrawal M, et al. Face recognition：identifying facial expressions using back propagation. Intl J Computer Science. 2013；1（6）：7-11.

28) 今岡　仁. リアルタイム監視を実現する動画顔認証技術. NEC技法. 2016；69（1）：34-37.

29) 鈴木ゆかり. 顔の形態と印象の関係. 資生堂ビューティーサイエンス研究所編. 化粧心理学. フレグランスジャーナル社, 1993；124-133.

30) 九島紀子, 齊藤　勇. 顔パーツ配置の差異による顔印象の検討. 立正大学心理学研究年報. 2012；6：35-52.

31) 阿部恒之ほか. 容姿の印象形成に及ぼす過般化の影響―顔だちまっぷの理論的基盤に関する実験的検討―. 日本顔学会誌. 2008；8（1）：87-96.

32) 加藤　隆ほか. 顔の魅力度判断におけるパーツの魅力の影響. 信学技報. 1998.

33) 山田貴恵, 笹山郁生. 顔のパーツから形成される印象と顔全体から形成される印象との関連性の検討. 福岡教育大学紀要　第四分冊　教職科編. 1999；48：229-239.

34) 遠藤知巳. 観相学的身体の成立：記号の系譜学にむかって. ソシオロゴス. 1993；17：156-172.

35) 北神慎司. 非言語情報の記憶・認知における言語的符号化の妨害効果：広義における

言語隠蔽効果研究の展望. 京都大学大学院教育学研究科紀要. 2001；47：403-413.

36）Cabeza R, et al. The prototype effect in face recognition：extension and limits. Mem Cognit. 1999；27（1）：139-151.

37）Squire LR, Zola SM. Structure and function of declarative and nondeclarative memory systems. Proc Natl Acad Sci USA. 1996；93（24）：13515-13522.

38）山鳥　重. 記憶の神経心理学. 医学書院, 2002.

39）深井　了. 認識と記憶の構造. 近代文芸社, 2015.

40）豊泉太郎. 脳が学習する基本法則を導き出す. RIKEN NEWS. 2015；（405）：6-9.

41）カトリーヌ・マラブー, 桑田光平, 増田文一朗訳. わたしたちの脳をどうするか ニューロサイエンスとグローバル資本主義. 春秋社, 2005.

42）横井博一, 久間英樹. 短期記憶の連続時間モデルに基づいた文字列の最適提示速度. 電子情報通信学会論文誌. 1987；70-D（11）：2327-2337.

43）ポール・M. チャーチランド, 村上陽一郎ほか訳. 心の可塑性と実在論. 紀伊国屋書店, 1986.

44）Inagaki M. Fujita I. Reference frames for spatial frequency in face representation differ in the temporal visual cortex and amygdala. J Neurosci. 2011；31（28）：10371-10379.

45）横澤一彦, 金谷翔子. 顔と音声の感覚融合としての腹話術効果. BRAIN and NERVE-神経研究の進歩. 2012；64（7）：771-777.

9. 顔の情報とコミュニケーション

「人には，自分が他人から見られていることを意識して，はじめて自分の行動をなしうることがある」と，発達心理学者は述べている[1]．他人の顔は自分が見ることで活きてくるので，自分の顔は他人に見られることによって活きている[2]．「人は見かけで判断してはならない」という警句がある通り，われわれは他者に関する情報の多くを外見から得ている．とりわけ顔は大きな情報源となっている．人種，年齢，性別，所属階層といった人口統計学的な属性ばかりでなく，健康状態や相手が今感じている感情，さらに個性・特性のような内面的属性まで顔から読もうとしている．

感情は主に顔に現れ，身体には示されない．身体はその代わりに，人々がどのように感情を処理しているかを示す．顔は年齢，性別，魅力，親和性，感情など，生活を営むうえで必要なさまざまな情報をもつ．顔は感情を表す主たる信号システムであり，しかも多重信号，多重通信システムとしての顔である．

顔は，3つのタイプの信号を提供する[3]．すなわち，静的な信号には，多少とも永久的な顔の諸相を含んでおり，皮膚の色，顔型，骨格，脂肪質の沈殿量，顔の目鼻立ち（眉，眼，鼻，口）の大きさ，形，位置がそれである．ゆっくりした信号には，時間とともに徐々に生ずる顔貌の変化，皮膚組織や皮膚の色素の変化も含まれ，特に熟年期にそれが目立つ．素早い信号は，顔の筋肉の動きで生み出される結果，顔貌が一時的に変化し，顔の目鼻立ちの位置や形が変わり，一時的な皺ができる．このような変化は，数秒間程度の速さで顔にあらわれては消える．

相手の顔を見ないでコミュニケーションができるようになった（いわば匿顔の）現在，あきらかに顔が社会のなかでもつ地位は低下している[2]とはいえ，顔は個人的な特徴や社会的脈絡や社会についての社会

的，心理的なメッセージを伝えるものである．異なる民族に属する人々は，それぞれにコミュニケーション・メッセージについて，異なる基準をもちえる．顔面表情に違いが見られるように，自分とは異なる文化にある人々の間では，共有される意味を正しく理解することが難しいことがある．

　民族的な親和性があると，なじみのある自分たちの民族の顔特徴を，より魅力的でわかりやすいと判断しがちである．多くの研究は，異なる民族文化に共通するコミュニケーション特徴もまた，その異なる民族文化に異なる特徴もあることを指摘している．顔に関わるコミュニケーションのメカニズムを文化と関連させて考えると，このような共通性と相違性という二重性は，有効な視点の一つと言えよう．顔によるコミュニケーションのもたらす意味は，顔貌特徴，文化規範，表示規則，対人関係，社会的脈絡などの多様な要因によって相対的に決まるものである[4]．

　コミュニケーション効果の点からすると，感情を伝達する機能を多くもつ顔面表情の役割は重要であり，文化的背景という要因とも関係する．顔が他人に伝える意味は，形態にのみ由来するわけではなく，文化規範や表示規則，場面，対人関係の特質などによって相対的に決まると言える．このような観点から，顔のもつコミュニケーション性を検討することは，心理的，感情的なメッセージを扱いながら，背景にある文化や時代精神を探ることに通じるものなのである[4]．

　従来の顔面表情認識の研究は，喜怒哀楽などカテゴリー化が容易な大げさな感情の表情認識に限られていたが，日常的なコミュニケーションにおいて表出される微妙な表情表出のモデルを構築するとともに，表情を認識する会話中の相手の発話への同意・非同意，興味，自分の発話意図などのために口の半開き，曲げ，眉上げ，目の見開きなど微妙な表情表出はコミュニケーションにとって必須である[5]．

　人の表情は個人の情報体験が表出されたものであると同時に，他者にその情報体験を伝えたり，何らかの相互交渉を生起させるコミュニケー

ション機能をもっている．表情には，表出（encoding）能力と解読（decoding）能力とがある．意思伝達（コミュニケーション）には，言葉による伝達（バーバル・コミュニケーション）と非言語による伝達（ノンバーバル・コミュニケーション）とがあり，アメリカの心理学者マレービアンは，人が他人から受け取る情報（感情や態度など）の割合は，① 顔の表情が55%，② 声の質，大きさ，テンポが38%，そして③ 話す言葉の内容が，わずか7%であるとしている．つまり，話す言葉の内容は7%にすぎず，残りの93%は顔の表情や声の質だというのである．この法則を「7-38-55のルール」とか，「言語情報＝Verbal」「聴覚情報＝Vocal」「視覚情報＝Visual」の頭文字を取って「3Vの法則」ともいわれている[6,7]．実際には，当然身だしなみや仕草も大きく影響するであろう．

　もう一つ興味ある点に，他人から受け取る情報のなかで，一番信頼性の高いものは？　の問いに対して，動物行動学のモリスは著書「マンウォッチング」のなかで，人間の動作を信頼できる順に並べている．一番信頼できるのは，① 自律神経信号（緊張して動悸が激しくなったり，汗をかいたりの行動）に続いて，② 下肢信号（足の動きで，一般には貧乏ゆすりなど），③ 胴体信号，④ 見分けられない手ぶり（手の微妙な動き），⑤ 見分けられる手のジェスチャー，⑥ 表情，そして⑦ 言語の順であった[8,9]．つまり，言語からの情報は一番信頼性が低いのである．

　「顔」は人間にとって非常に身近な存在であるとともに，顔の持ち主である一人ひとりの人間における個人的な情報，コミュニケーションに関わる情報をはじめとした，言語的手段では表現しにくいようなさまざまな（非言語的）情報を担っていることは事実である．先に言及したマレービアンやモリスなどの指摘にあるように，言語からの情報は信頼性が低い．さらに大塚の指摘にあるように，表情は言語と比べるとはるかに多声的である[2]．とはいえ，日常会話は，その大半が言葉を介してのコミュニケーションであることは間違いない．

　一説によると，パーソナリティー（個性：personality）のpersonは「音を通して（per-son）」という意味であるので，発する音は，その人の人

格そのものを反映し，人格として立派な人は調和音を発し，そうでない人は騒音が多すぎるとまで言われている．たしかに，言葉にはもともと刃などついていないはずなのに，粗暴な言葉は相手の心をしたたか傷つけてしまう．人間の心が外に向かって開いた，表現のための3つの門（身体・言語・意識）を通して，他の生き物を利するものだけが，外に出ていくように常に注意深く配慮している必要がある[10]．19世紀の解剖学者で外科医であったチャールズ・ベルは「思考は言葉に，感情は表情に！」と言い，クラウス・シェーラーは「顔の表情が人の気分のなかの快不快を伝える一方，声は恐怖状態にあるときから満足状態にあるときまでのスペクトルをもつ，覚醒の度合いを表しやすい」と言及した[11]．

　雑談は話者同士に社会的関係を構築し，その後の対話をスムーズに進めるために重要は行為である．この社会的関係を社会心理学では，ラポールと呼ぶ．これにより，対話相手との間に信頼感や一体感，快適さなどが生じる．長期的に会話を継続し，対話を好意的に進行するために望ましい話し方や，いかにエントレインメント（対話を通して話者同士が同調する現象）を獲得できるかは重要である．

　ラポール（rapport）は臨床心理学の用語で，フランス語で「橋を架ける」という意味で，相手（患者）と自分（施術者）との間に心の橋が架かっている状態，すなわち心が通じ合い，互いに信頼し，相手を受け入れている状態を意味する．ラポールを築くことができれば，オープンなコミュニケーション（何でも話せる）を行うことができ，お互いに影響しあうことができる．それには，① 相手をよく観察し，② 相手との共通点を見つけ，③ 相手の現実に入るだけの思いやりをもち，さらに④ 相手の認識や経験を共有していることを相手に示すことが重要とされる[12~14]．

　コミュニケーションのスキル中には，確実に「聞く（聴く）」という行為があり，相手の発言速度を聞き手が調整する言語調整動作（レギュレーター）と呼ぶ[15]．一般に，言語の表現は，その背後にある話者の視点や認識構造を支えている．それが動詞的表現か形容詞的表現かを選ん

でいる[16]．あるデータによると，平均的な日本人の1日で発する言葉の数を男女別で比較すると，男性は約7千語に対して，女性は2万語と，比較にならない差である．言葉には，感覚（行動）と言語（意味）の二重構造になっているか反映しているのであろうか．

NLP（Neuro-Linguistic Programming；神経言語プログラミング）とは，心理学に基づいて開発された，日常生活やビジネスで絶大な威力を発揮するコミュニケーション・ツールのことである[17~19]．まず，神経と一口に言っても，人間の身体にはさまざま神経が走っているがNLPで取り上げるのは，外界の情報（経験）を視覚（Visual），聴覚（Auditory），触運動覚（Kinesthetic），嗅覚（Olfactory），味覚（Gustatory）という「五感VAKOGの神経経路」をいい，これらを通して脳に伝え，その情報は記憶として蓄積される．

人間は，外界の情報（経験）を五感の神経経路以外に言語によっても認識する．言語は，われわれが五感を通して受け取った外界の出来事を認識し，整理し，判断するうえで大きな影響を与えている．また，それだけでなく脳に蓄積された情報をインプットしたりアウトプットしたりする際にも言語を用いている．さらに，ここでは身振り手振りなどの「非言語コミュニケーション」の手段も含まれる．

私たちの脳は，さまざまな「体験」をすることで，プログラムを作っていく．脳は「体験」を通してプログラムを作り，そのプログラムは1度書き込まれると，ほとんど自動的に起動するようになる．このプログラムを作る体験には，「言葉による体験」も含まれる．体験がプログラムを作るのなら，そのプログラムを自分にとって望ましいものに書き換えるためには，新たな体験（つまり体験によって体験を書き換えること）が必要になるのだろうか？　梅干しやレモンのことを思い浮かべただけで口の中に自ずと唾液が出てくることからもわかるように，実際の体験をしなくても，脳は現実とイメージを区別することができないため，騙されてしまうのである．NLPでは，脳のこの特徴を利用して苦手意識を克服していく．

脳には，実に興味深い習性があり，「否定形」を理解できない．つまり，ある人が特定の単語，たとえば「ピンク色の象」という言葉を伝え，そのうえでその言葉を「絶対に覚えないでください」と頼んできたらどうなるかというと，「覚えてはいけない」と繰り返し言われれば言われるほど，脳にはその言葉（およびイメージ）が焼き付いてしまい，忘れられなくなってしまうのである．同じように，「寝坊をしないようにしよう」「忘れ物をしないようにしよう」と思えば思うほど，なぜかそれをしてしまうということがあると思う．これは，脳が「～しない」という否定形を理解できず，「ピンク色の象」や「寝坊」や「忘れ物」という言葉（イメージ）だけに反応しているからである．NLPでは，この脳が「否定形を理解できない」特質を使って，自分のなかのプログラムを的確に書き換えていくのである[18,19]．NLPでは，コミュニケーションにおいては信頼関係（ラポール）[20,21]を築くことが不可欠である．信頼関係が築かれていなければ，どんな相手とのコミュニケーションもうまくはいかない．

　他人との信頼関係を築くための代表的なスキルは「バックトラック」と「ペーシング」である．バックトラックとは，会話のなかで相手が言ったフレーズをそのままオウム返しすること，たとえば相手が「本当に楽しかったんですよ！」と言ったら，「楽しかったんですね！」とそのまま返す．そうすると，相手は「他人から理解された」と感じ，人間が本能的にもっている安全・安心を得たいという欲求が満たされて，結果的に信頼する方向に心が傾いていく．

　バックトラックをする際のコツは，① 相手が繰り返し使うフレーズや，感情を込めて話しているフレーズを返す，② 長い話の場合は，じっくりと聞いたあとに内容を要約して返すことである．バックトラックでは，相手の言っていることをそのまま返すことで安心感を与えるという技法を用いるが，この同じものを返すというやり方は「言葉」以外でも有効である．相手の① 動作，② 呼吸，③ 声，話し方，④ 表情，⑤ 姿勢，そして⑥ 感情で，特徴をじっくり観察し，相手にあわせて同

じような行動をとると，相手は「自分と似ている部分」を見出して安心感と親近感を覚えてくれる．これを，「ペーシング」という．また，ペーシングをしようと相手のことをよく観察してみると，相手の優位感覚がだんだんとわかってくる副次効果もある．視覚が優位になっている人であれば，動作や姿勢などの視覚的なやり方でペーシングし，聴覚が優位になっている人であれば，声や話し方をペーシングすると良い．

　意識下の感情を視覚の体系を通して翻訳するしくみを，視覚言語という[22,23]．私たちは感情を中心に生活し行動している．しかし，感情のしくみは複雑で，特に意識下は謎に包まれている．その意識下が視覚言語を通して翻訳できるようになり，従来の常識が大きく変わりつつある．われわれには，2つの感情（文字の感情と視覚の感情）があり，視覚を通す感情は瞬時であるが，文字では判断に時間がかかり，気持ちがただちに表出しない．文字の感情と絵の感情は 全く別な仕組みで生まれる．

　さらに，われわれには2つの脳（古い脳と新しい脳）がある．感情には2種類あり，意識できる高度な感情と，本能ともいわれる意識下の感情である．意識できる感情は大脳新皮質で生まれ，意識下の感情は古い脳といわれる大脳辺縁系で生まれるといわれている．新皮質には言語やデータが届いて合理的な感情が生まれ，辺縁系には視覚や聴覚が扁桃核に蓄えられた太古からの記憶と突き合わされて原始的で情緒的な感情が生まれる．

　2つの感情は同じようなものと錯覚しがちであるが，全く別な感情である．私たちが意識できるのは新皮質の感情だけである．そのため，意識できる感情を基本と思いこみ，意識下を軽視するが，瞬時に好き嫌いを決めて行動させる第一決定権は意識下にある．言語→大脳新皮質→意識上の感情＝合理的で遅効となり，視覚→大脳辺縁系→意識下の感情＝感情的で即効となる[22,23]．たとえば，「赤い情熱」「身の潔白」「灰色高官」というように，日常生活のなかでは視覚用語を通して感情を伝える．色彩と感情の関係は，単なる偶然ではなく，実は色彩や形が体系立って意識下の感情を伝えている．視覚は辺縁系を動かす五感の8割を占めるた

め，感情を表す言葉に色名を添えると，辺縁系が反応して心の奥に響く
のである．

　二者間の対話では，言葉によって伝えられるメッセージ（コミュニ
ケーションの内容）は，全体の35％にすぎず，残りの65％は話しぶり，
動作，ジェスチャー，相手との間のとり方など，言葉以外の手段によっ
て伝えられる[24]として，次の9種類の「言葉ならざる言葉」が，それが言
葉と一緒に用いられるかどうかとは無関係に，人間のあらゆるコミュニ
ケーションに寄与するところ大であることが明らかになった．① 人体
（コミュニケーション当事者の遺伝因子に関わる諸々の身体的特徴のな
かで，何らかのメッセージを表わすもの．たとえば性別，年齢，体格，
皮膚の色など），② 動作（人体の姿勢や動きで表現されるもの），③ 目
（「視線の交差（アイ・コンタクト）」と目つき），④ 周辺言語（パララン
ゲージ；話し言葉に付随する音声上の性状と特徴），⑤ 沈黙，⑥ 身体
接触（相手の身体に接触すること，またはその代替行為による表現），
⑦ 対人的空間（コミュニケーションのために人間が利用する空間），⑧
時間（文化形態と生理学の2つの次元での時間），そして⑨ 色彩である．

　ただし，ジェスチャー，動作，合図，記号などを，全世界の人間が同
じように使い，同じように解釈することなど，ありえない．言葉以外の
表現手段それぞれに差異をもたらす4つの大きな要因は，① 個人的差
異，② 男女性別による差異，③ 文化形態による差異，④ 状況による差
異である．言葉であれ，言葉以外のものであれ，あらゆるメッセージ
は，その意味するところをかなり変えてしまうかもしれない状況のなか
で，送り出されたり，受け取られたりしているのである．つまり，「パ
パに勝った，勝った」と自慢している子どもの頭ごしに，父親が妻に対
してするウィンク（目くばせ）と，カクテル・ラウンジで男性が女性に
送るウィンク（色目）では，まったく違った意味をもつだろうというこ
とだ．

　通常，非言語コミュニケーションとは，話し言葉に付随し，それを補
足するものである．あるメッセージを伝える際には，われわれはその信

号が受け取られ理解されているかを知るために，相手を見守る．その際の相手からの反応は，うなずき，目の動き，顔の表情の微妙な変化など，言葉以外の形で返ってくることが多い．このような手がかりが，その後の両者のコミュニケーションの流れを調整していくことになる．

　非言語メッセージが，言葉でのメッセージと矛盾することもある．非言語コミュニケーションは，話し言葉に付随し，それを修飾する場合が多いが，なかにはそれ自体で人間の態度，個性，感情などを伝達する場合もある．対人コミュニケーションとは，最小限2人の人間が関わりあうプロセスである．つまり，1人は信号化されたメッセージをもっている送り手，もう1人は受け手で，自分の五感への刺激を知覚し，自分の経験域内で，そのメッセージの意味を解読する．それと同時に，受け手は意識的にまたは無意識のままに，送り手に対して自分からのメッセージを送り返し，今度は最初の送り手がそれを受けて処理することになる．話し言葉によるコミュニケーションを受信するには，もちろん聴覚が最も重要であるが，非言語コミュニケーションでは，人間の五感すべてが，メッセージを受け取ることになる．

　先に，五感のうち触覚→嗅覚→味覚→聴覚→視覚の順が，人間の発達過程で取得する感覚の順位であると述べたが，この順序の全く逆の順位：視覚→聴覚→味覚→嗅覚→触覚の順で，人間は通常情報を獲得する．文字化された情報の取得が視覚から，音声・言語を媒体とした情報が聴覚から，それぞれ取得されることは容易に理解できる．言葉とならない情報，たとえば場の雰囲気（空気）は，肌を通しても感知され，これは間接的な触覚からの情報取得である．

　初対面の2人が出会うとする．近づくにつれて，お互いの身体的な特徴が，次々にはっきりしてくる．最初に明らかになるのは，身長，体型，性別，年齢層の4つである．距離が狭まるにつれて，皮膚の色やその濃淡，髪の長さとスタイル，目その他の体の部分的特徴もわかるようになる．ついに2人がじかに対面すると，体や口の匂いまでわかり，相手の全体的な魅力の度合いが評価される．これらのメッセージはすべ

て，まだ一言も発せられない前から知覚されるだけでなく，実は言葉を交わすかどうかの決め手にもなりえる．これらの身体的メッセージから引き出され得た判断が，その後に続くかもしれない言葉でのコミュニケーションの話し方のレベルや種類を決定することになるであろう．公共の場で，他人の人間性は尊重しなければならないが，同時にプライバシーを侵害してはならないので，「礼儀正しい無視」をするのが重要であり，特にエレベーターの中でこれが特筆される．

エリクマンら[3]は，人体の動作を，起源，機能，メッセージ化された行動などに基づいて5つに分類した．表象動作，例示動作，感情表出動作，言語調整動作，そして適応動作である．これらのうち，感情表現には落とし穴がある．これは本来はメッセージを込めた顔の表情のことだが，顔以外のジェスチャーも重要な補助的メッセージを伝えるのである．感情の表出は，表象動作や例示動作よりもっと自然発生的で，人間の意識による規制はさらに及ばなくなる．感情表出動作は，言葉によるメッセージを補強したり，増幅したり，また裏切ったりすることもある．優秀な俳優なら，舞台の上であれ，外であれ，「仮面をかぶって」自分の演技に意識的，連続的に専心することで，他人を「だます」ことができる．伝達されたメッセージはすべて「状況」のなかで考慮され，解読されねばならないのである．

個性・外見に引っ張られてしまうというのはあるので，そこをいかに細かく見られるかが大切である．人体動作の行動形態分類の4番目「言語調整動作」[15]は，言葉によるコミュニケーションを監視し規制するものである．話したことが聞き手に理解され受け入れられているかどうかを知らせるために，必要な反応を提供してくれる動作なのだ．言語調整動作は無意識のうちに送・受信されるのだが，それにもかかわらず，これは習って身につける行動形態であり，話し言葉を習得する際に潜在意識的に同時に身についてくるものである．このことは，文化形態と言語が異なれば，言語調整動作もわずかながら違っているという事実によって証明される．動作学上で興味ある現象は，グループ内の人たちは，自

分が同意する相手の姿勢を模倣することが多いということである．この姿勢の同調現象は，ちょうど鏡に映ったように左右逆になることもあるし，相手の姿勢とジェスチャーまでそのまま複写したようになることもある．

　喋りはうまいのに信用できない人と，無口でも説得力にあふれた人の差はどこにあるのか．女性の嘘を見破りにくい理由とは何か．すべてを左右しているのは「見た目」である[25]．顔つき，仕草，目つき，匂い，色，温度，距離等々，私たちを取り巻く言葉以外に膨大な情報がある．生き方は顔の，特に見た目に現れる[25]と言う．

　人間の動作のなかには，一見，何の意味もないようでいながら，実は本心や潜在意識の現れということがある[26]．外見的特徴，ジェスチャーと動作，視線行動，音声行動，空間とテリトリー行動，異文化の人間関係など，人間関係に影響を及ぼす非言語行動の諸相について，社会科学と人文学の2領域から包括的かつ網羅的にアプローチし，人間関係に影響を及ぼす非言語行動（ジェスチャー，動作，表情，視線，音声など）の諸相について，リッチモンドらは社会科学と人文科学の2つの領域から，包括的かつ網羅的にアプローチした[27]．

　人間は日常的に複数の非言語的手がかりを使いメッセージを伝達しあっており，この非言語的なコミュニケーションは意識して用いていることもあれば，無意識的に用いていることもある．人間はコミュニケーションを行うとき，言葉を使い互いの感情や意思を伝えあってもいるが，「目は口ほどにものをいう」といった諺にも示されているように，言葉よりも顔の表情・視線・身振りなどのほうが，より重要な役割を荷っていることがある．人間は非言語的コミュニケーションを，顔の表情，顔色，視線，身振り，手振り，体の姿勢，相手との物理的な距離の置き方などによって行っている．また，非言語コミュニケーションには身振り，姿勢，表情，視線に加え，服装や髪型，呼吸，声のトーンや声質などの種類がある，とも．身振りなどの非言語コミュニケーションの多くは文化によって異なるが，人間の基礎的な感情である怒り，失望，

恐怖，喜び，感動，驚きなどに対する表情は普遍的なものとされる[27]．

　人から常に見られていて，見られた自分が良き者として認めてもらわないと，この世では生きにくいのが現代の人間である．パフォーマンス学[28,29]によると，「見る目」「見られる目」「見せる目」と言う3つの目で説明している．「見る目」は，自分が自分や周りの景色や相手を普通に見ている目である．「見られる目」は，相手が自分を見ている目があることを知り，見られている自分の姿を相手の立場から知る目である．「見せる目」は，相手にどう見られているかを知って，最高の自分を見せていく自分の目である．

　相手が動き出す3つのエンジンという考えがあり，プレゼン力理論として有名なLEP理論のL（ロゴス：logos，理論；話の内容であり，エビデンス），E（エトス：ethos，人格的信用；話し手の信用），P（パトス：pathos，感情；聞き手の感情へのアピール）である．これは世界の流儀で，グローバルプロトコルと呼ばれるものである．まず「語りかける相手」の感情（P）を動かし，相手の感情を動かすためには「語り手」の人柄（E）が重要となり，その話す内容は論理的（L）であることが大切である．

　普通の人々は，どれかが秀れていればよいが，人を導くリーダーとなるためには，この3つがバランスされていることに加え，3つのどれかがズバ抜けていることが重要になってくる．「ロゴス」（L）は英語で「logic（ロジック）」となったのであり，話の内容に論理性があり，エビデンスがきちんと入っていることが条件である．「エトス」（E）は英語で「ethos（イーソス）」となり，「信憑性」を意味する．「この人が言うから本当だ」と思わせる，人柄の力である．「パトス」（P）は英語になるとニュアンスが変わり，「pathos（ペーソス）」＝「哀感」となったが，これは聞き手の「感情」（エモーション）に訴えることである．

　非言語的パフォーマンスの要素には，音声的要素（声の高低や話の間などの周辺言語），外見的要素（身体的特徴や体型，あるいは服装，装身具，持ち物などの人工物），そして動作的要素（身体動作）がある．動作的要素には，顔の表情（目の動き，眉の動き，口の形），視線（瞬き，

凝視の方向と時間，瞳孔の拡張），指・手・腕の動き，姿勢（向き，傾き，立ち方），首のうなずき・傾け方，身体全体の移動時間，足の動き・開き方がある．表情分析結果，好意に対する影響要素のうち，顔の表情が60％，声を含む周辺言語が32％，言葉が6％であり，第一印象は「顔の表情」で決まることが判明した．次に無視でないのが「声質」であり，これには声の高低，音量，早さ，間の取り方，アクセント，息漏れなどがある．これらすべてをまとめて「周辺言語（パラランゲージ）」という．

　これら周辺言語も，アイコンタクトほどの強力な伝達手段ではない．このアイコンタクトは「視線の接触」であり，「見つめている時間の長さ」「見つめている方向」「見つめているときの上眼瞼挙筋の張りの強さ」の3つの要素から構成されている．

　日々の営みのなかで，私たちは常に人と何かを伝え合っている．音声や身体など，何らかの手がかりを用いて，心理的なメッセージを伝え合う．こうした「対人コミュニケーション」について，その機能や具体的な伝達の様子を大坊[30]は解説した．言葉，視線，しぐさ，顔の表情など，多彩な手段を通してメッセージの受信・発信がなされる．こうしたメッセージの「記号化」や「解読」のしくみはどうなっているのであろうか．また，真意を隠した欺瞞的コミュニケーションに関する研究を中心に，コミュニケーション能力の高低とは何なのか，メッセージに対する感受性の性差，個人差などの問題についても考察した．さらに，私たちが誰かと親しくなるときには，いったい何が起こっているのか．出会いから別れまで，人と人とが親しくなる過程をコミュニケーション行動から探索し，言葉，視線，しぐさ，顔の表情，対人距離等の多様な手段を用いて繰り広げられる人間のコミュニケーション行動について，その機能や具体的な伝達の様子のも言及しており，一読に値する．

　言いたいことをあらためて言葉にしなくても，その場の状況や人間関係のなかで自然に伝わっていくような文化を，ハールは「高コンテクスト文化」という[31]．吉田ら[32]は，良好なコミュニケーションの存在を対

人コミュニケーションの社会心理学のなかで捉え，特にクレーマーが生まれる理由と対処法に言及した．最後に，人間関係が形成されるということは，人間同士がお互いに歯車となり，噛み合って回転していくということにほかならないので，この歯車の噛み合いを構成する人間関係の創造，運営，そして，うまくいかなくなった場合にはどのような対処をすればよいのかなどについて，興味ある言及がなされている[33].

文献

1) 鷲田清一. 顔の現象学—見られることの権利. 講談社, 2015.
2) 大塚信一. 顔を考える—生命形態学からアートまで. 集英社, 2013.
3) P. エクマン, W. V. フリーセン, 工藤　力訳. 表情分析入門—表情に隠された意味をさぐる. 誠信書房, 1990.
4) 大坊郁夫. 社会的脈絡における顔コミュニケーションへの文化的視点. 対人社会心理学研究. 2007；7：1-10.
5) 武川直樹. 微妙な表情によるコミュニケーション分析と表情認識システムの構築. KAKEN2011年度実績報告書 (https://kaken.nii.ac.jp/ja/report/KAKENHI-PUBLICLY-23119723/231197232011jisseki/).
6) Mehrabian A, Wiener M. Decoding of inconsistent communications. J Pers Soc Psychol. 1967；6(1)：109-114.
7) A. マレービアン, 西田　司ほか訳. 非言語コミュニケーション. 聖文社, 1986.
8) デズモンド・モリス, 藤田　統訳. マンウォッチング. 小学館, 2007.
9) デズモンド・モリス, 常盤新平訳. ウーマンウォッチング. 小学館文庫, 2007.
10) 中沢新一. 虹の階梯. 中央公論社, 1993.
11) ジョナサン・コール, 茂木健一郎監訳. 顔の科学　自己と他者をつなぐもの. PHP研究所, 2011.
12) Tickle-Degnen L, Rosenthal R. The nature of rapport and its nonverbal correlates. Psychological Inquiry. 1990；1(4)：285-293.
13) 坂野雄二編. 臨床心理学キーワード. 有斐閣, 2000.
14) 岡田尊司. マインド・コントロール. 文藝春秋, 2016.
15) 佐藤綾子. 読顔力　一瞬の表情で心を見抜く技術. PHP研究所, 2010.
16) 池上高志. 動きが生命を作る. 青土社, 2009.
17) 加藤聖龍. 手にとるようにNLPがわかる本. かんき出版, 2009.
18) 原田幸治. 心が思い通りになる技術　NLP：神経言語プログラミング. 春秋社, 2013.
19) リスク! 最強の心理学NLPとは？ あなたもコミュニケーションとプレゼンの達人になれる! (http://re-sta.jp/nlp-4377)
20) 坂野雄二編. 臨床心理学キーワード. 有斐閣, 2000.
21) 岡田尊司. マインド・コントロール　増補改訂版. 文藝春秋社, 2016.
22) ゲオルギー・ケペッシュ, 編集部訳. 視覚言語—絵画・写真・広告デザインへの手引. グラフィック社, 1981.

23) 内田広由紀. 視覚言語—意識下の感情を視覚の体系を通して翻訳するしくみ. 視覚デザイン研究所, 2011 (http://www.shikaku-d.com/images/sikakugengo201110.pdf).

24) マジョリー・F. ヴァーガス, 石丸 正訳. 非言語（ノンバーバル）コミュニケーション. 新潮社, 1987.

25) 竹内一郎. 人は見た目が9割. 新潮社, 2005.

26) 金山宣夫. ノンバーバル事典. 研究社, 1999.

27) V.P.リッチモンド, J.C.マクロスキー, 山下耕二編訳. 非言語行動の心理学 対人関係とコミュニケーション理解のために. 北大路書房, 2006.

28) 佐藤綾子. 非言語的パフォーマンス 人間関係をつくる表情・しぐさ. 東信堂, 2003.

29) 佐藤綾子. 非言語表現の威力. 講談社, 2014.

30) 大坊郁夫. しぐさのコミュニケーション—人は親しみをどう伝えあうか. サイエンス社, 1998.

31) エドワード・T.ホール, 岩田慶治, 谷 泰訳. 文化を超えて. TBSブリタニカ, 1993.

32) 吉田俊和ほか編. 対人関係の社会心理学. ナカニシヤ出版, 2012.

33) 高橋正臣監修, 秋山俊夫ほか編. 人間関係の心理と臨床. 北大路書房, 1995.

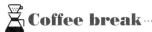

人と人の間――距離学について

　対人関係には，いろいろな要素が含まれている．特にそれが，好感度とか魅力度といった言語あるいは非言語を介しての相手とのコミュニケーションの内容とその能力に関わる問題ともなると，その重要性は無視できない[1]．ここでは，対人関係における，距離学から知りえることと，相手の表情が読み取れる範囲内の距離での対人関係で特に重要である品性と人格の問題に触れてみる．

　哲学者ショーペンハウアーによる寓話「ヤマアラシのジレンマ」の話がある．ある冬の日，ヤマアラシのカップルが寒さに凍えていた．お互いの体を寄せ合わせて暖をとろうとしたところ，接近しすぎて自分たちの棘で相手の体を突き刺してしまった．しかし，離れすぎると，今度は寒さに耐えられなくなってしまう．こんなことを何度か繰り返しているうちに，このカップルはお互いにそれほど傷つけあわないですみ，しかもお互いに暖めあえる距離を見つけ出すことができた，という話である．

　「ファンデルワールス力」という物理学の用語がある．2個の原子が非常に接近すれば，相互の弱い結合作用が生じるという自然の法則である．そしてその相互吸引力は，それぞれの原子独自の一定した「ファンデルワールス半径」と呼ばれるものの和に近づくまで増大し，それよりもさらに近づいてしまうと，今度は正反対に強く反発しあうという現象が起きるのである．しばしば自然界の現象は，人間関係の学習に役立つことが多い．この「ファンデルワールス半径」のように，人間の場合も独自の距離感はあるのだが，時と場合で変動するから物理学のようなわけにはいかず，そこが難しい．各人の好奇心，寛容力に加えて，相手方との好き嫌いを中心にした相性があり，また社会的な（仕事関係など）バイアスも「間合い半径」の決定要因となるからである．

「人間」という字にある「間」というのはいったい何なのか？　人は一人ではたいした意味はない．人と人の間にあるもの，それが本当の人間なのであろう．われわれは一人では人間にはなれない．仲間の「間」は，人間という言葉が端的に表現しているように，人と人との間のことで，もともと世間や世の中，狭くは間柄と共通の根をもつ言葉である．人が人の世に生きて最も苦労するのは，人と人との仲であるが，この仲を規制しているのが「間」なのである．

　だから，人は，間や仲をとても気にする．たとえば，「世間体が悪い」「世間知らず」「世間が承知しない」などである．「間」とは，人々の生きる空間，生活世界である．そのためか，「間」を上手にコントロールしないと，対人関係がギクシャクしたものとなってしまう．元来，interest（関心）という言葉は，ラテン語でinter＋esse（つまり「間」に「あること」）が語源であるので，やはり，「間」を大切にして，土足で相手の心のなかに入り込むのだけは注意したいものである．

　私たちの心には，パーソナル・スペースといわれるものがあり，このパーソナル・スペースとは，心が傷つかなく，心の安全を感じられる領域のことをいう．パーソナル・スペースは，性別の違いや過去の経験によって人それぞれ広さの違いがあり，心が傷つかないスペースになるので，過去の痛みなどがあると広くなる傾向があるとされている．このパーソナル・スペースに他人が入ってくるということは，自分の心の安全が脅かされることになりかねないので，居心地の悪さを感じたり，怖れや不安，圧迫感を感じたりしやすくなってくる．この対人関係スペースを社会一般に適応しようとすると，対上下関係，同僚間，対客・患者と，相手によってもその質と領域の半径が逐一変動する．

　パーソナル・スペースは，ロバート・ソマー[2]によると，他人が侵入することがないような，個人の身体を取り巻く目に見えない境界線で囲まれた領域であり，この領域に侵入しょうとする者があると，強い情動反応が引き起こされる．この個人を取り巻く気泡は周囲の状況と，自己を防衛する必要がどの程度あるかについての意識的あるいは無意識的な

.... Coffee break

知覚に応じて，縮小したり拡大したりする自我の延長とみなすことができる．そして，パーソナル・スペースは，均等な広がりをもたない空間である．

このような身体的空間に加えて，文化が生み出した空間意識の方が優先する場合もある．欧米人，日本人，アフリカ人とでは，たとえば対面者との快・不快を感じる距離感がかなり違う[3]．

アメリカの文化人類学者エドワード・ホール[4]は，人の空間利用に関した研究をプロクセミックス（proxemics；近接学）と呼び，コミュニケーションの際にみられる文化的な差異をあきらかにした．人間が自分と相手の間に置く身体的な距離と，心理的な距離との関係の研究である．45〜120 cmはプライベートな距離（固体距離），120〜350 cmは社交的な距離（社会距離），350〜750 cmになるとパブリックな距離（公衆距離）となり，壇上での講演者と聴衆の関係であり，もはやコミュニケーションは一方通行となる．そして45 cm以下の距離（密接距離）になると，親密な関係となる．言い換えれば，この距離以内に入って来られても嫌悪感や違和感を抱かない相手とは，親密な関係（母親と赤ん坊，恋人同士）であるか，そうなる可能性があるということである．満員電車での不快感はここからきているのであろう．そして，こうした親密な距離に職業人として入っていくには，医師，歯科医，歯科衛生士，美容師，理髪師などのように，免許が必要となってくる．密接距離の関係は親密でなければ維持できないし，相手の表情が読み取れる距離が固体距離でもある[5]．ビジネスに適した社会距離，また個人的関係が希薄な公衆距離，といろいろと分析を広げることができ，大変興味がある．

人（格）という単語を，英語ではperson（ality）と言う．立派な人は常に調和音を発するが，劣等な人は騒音しか立てない．人（格）を意味する英語のpersonは「音を・通して（per＋sone）」という意味であるから，人間の発する音は人格そのものの反映なのである．「一人で食事をしているときに，その人の品性が自然に現れる」と言われているような品格を備えた人は，他人のなかでも快い調和音を発しているのではないであ

ろうか．

　医科，歯科を問わず，診療所の待合室でときどき感じることがある．それなりに患者が絶え間なく来院し，繁盛しているように見受けられるが，何かザワザワとした感覚や印象を受ける診療所がある．業者が勝手に置いていったり，貼っていったりした，ポスターや無料のグッズが，カラフルに空間を支配しているのである．これを「色の雑音」あるいは，「文字の騒音」という人もいる[6]．医院長のセンスが反映することであり，しかも診療・治療が始まる前の段階でもあるので，やはり雰囲気の品格も考えた待合室の設計や雰囲気作りを薦めたい．パーソナリティは，性格，気質，興味，態度，価値観などを含む，個人の統合的具現であるのだから．

　心理学者マズロー[7]，オールポート[8]，あるいはダイアー[9]らは，自己実現の原動力となる欲求として，低次の要求(生理的欲求)から順に，安全欲求，社会的(帰属)欲求および愛情欲求，尊重(承認)欲求と進み，最後に自己実現欲求(自分の能力を引き出す)にまで至る人は，より健康的なパーソナリティの人だ，とした．

　さらに健康なパーソナリティの規準として，次の6つを挙げた．自己意識の拡大(自己自身だけに集中的に向けられていた関心が，家族・異性・趣味・政治・宗教・仕事へと広がり，これにどれだけ積極的に参加し，自己をどれだけ拡大していくか．いわば他人の幸福を自分の幸福と同一視できるほど重要視し，拡大視できるか)，他人との暖かい人間関係の確立(家族や友人に対して，どれほど深い愛情を伴う親密さと，すべての人の人間状態に敬意を払い理解するという，共感性をもつことができるか)，情緒的安定(欲求不満の状況でもそれを受容するとともに，これをどれほど適切冷静に処理し，安定した精神状態を保つことができるか)，現実的知覚，技能および課題(歪曲されない正確な現実認識と，真実性への認知の構えをどれほどもっているか．基本的知的能力だけでは不十分で，むしろ高い知的能力をもちながら，情緒的均衡を欠くために，健康なパーソナリティとなれない人も多数存在する)，自己

.... Coffee break

客観化，洞察とユーモア（自分自身とは何か，自分自身がもっているものは何か，他人は自分が何をもっていると思っているのか，といったことを客観的に知り，洞察しているか．この洞察とユーモア感覚は強く関連している），そして，人生を統一する人生哲学（人生をいかに生きてゆくか，という目標への指向性をどれほど明確にもっているか．そして，人生に統一を与えてくれる哲学，すなわち価値への指向をどれだけもっているか）である．

　上の議論は，心理学の助けを待たなくても，容易に理解できることが最近わかったので，ここに紹介しよう．「生命の進化の過程で脳の三層構造ができた」と，マクリーン[10]は言及している．脳は原始的で本能的な「大脳古皮質」から「大脳辺縁系・旧皮質」を経て，非常に高度な思考を行う「大脳新皮質」までの3段階で進化してきたという内容である．つまり，脳幹（脳の芯部）は「生きている」ことを司るもので，いわゆる植物人間に必要な部分で，人間が生きるために最低必要な機能を果たす．その先に間脳といって「生きていく」機能をもち，本能行動を司る部分がある．さらにその外側には終脳（あるいは大脳）と呼ばれ，「うまく生きていく」ための社会性をもった脳が覆っている．そして，「よりよく生きていく」ための推理や創造性を司る前頭葉がある．したがって，脳の芯部から外側に向かって，徐々に本能にプラスされる人間性が付帯されていることがわかる．

　先に，声（の質）が人格と関連して評価されると述べたが，その声の主である顔との整合性について，多感覚的な空間認知に与える影響として捉えた報告[11]や，整合しない場合の考察[12]など興味は尽きないが，このへんでブレイクの時間切れとなったので，本題に戻らなければならない．

文献 ....

1）竹内一郎．人は見た目が9割．新潮社，2005.
2）ロバート・ソマー，穐山貞登訳．人間の空間　デザインの行動的研究．鹿島出版社，1972.

3) 丸山圭三郎．文化のフェテイシズム．勁草書房，1984．
4) エドワード・T・ホール，日高敏隆・佐藤信行訳．かくれた次元．みすず書房，1970．
5) 渋谷昌三．人と人との快適距離：パーソナル・スペースとは何か．NHK出版，1990．
6) 佐藤雅彦．毎月新聞．中央公論社，2009．
7) Maslow AH. Toward a psychology of being. Wiley, 1998.
8) Allport GW. Personality；A psychological interpretation. Henry Holt, 1937.
9) ウエイン・W.ダイアー，渡部昇一訳．自分のための人生　一日一日「自分を大事にして生きる」生活術．三笠書房，2011．
10) ポール・D・マクリーン，法橋　登訳．三つの脳の進化　新装版．工作舎，2018．
11) Kanaya S, Yokosawa K. Perceptual congruency of audio-visual speech affects ventriloquism with bilateral visual stimuli. Psychon Bull Rev. 2011；18(1)：123-128.
12) 髙木幸子ほか．表情と音声の示す感情が一致していない刺激からの感情知覚―異文化間バーチャル・リアリティ・コミュニケーションへの応用―．基礎心理学研究．2013；32(1)：29-39.

10. 美術解剖学と顔パーツの役目

　人体を研究対象とし，解剖学を主な情報源とした応用解剖学の一つである美術解剖学は，顔の表情などを扱うことを特徴とする．そのため，人種差，性差，年齢差のように人類学や生物学，また発生学的な情報も含まれる．

　美術解剖学は，生体の体表観察では的確に捉えることが難しい体表面の起伏や構造を，解剖学的に認識することで捉えやすくする狙いがある[1]．その目的から，人体の機構，形態，骨格や筋肉などが主な研究対象となる．美しい顔の形の起源，その美的効果とその活用と表現法など，われわれが無関心ではいられない顔の美と醜について，人は誰でも時代を越えて関心を寄せてきた．

　西田[2]は顔の形の美しさを，美術解剖学の観点から顔の部分（眼，鼻，口，耳）から全体，さらにその構造，表情に至るまで検討した．体表の形状としては，最も直接的に影響を与える運動器系，すなわち骨格系と筋系が主に取り扱われる．人体の外見から推し量れる基準は古くから研究され，また実践されたが，それを内面から解剖的手法によって把握しようとするようになったのは，美術家たちにも医学に立脚した解剖学的知識が高まったイタリア・ルネサンス以降である．その後も発展し，人体や動物の解剖学において骨格，筋肉，腱，体表などの構造やその関連，または動作や運動によるその変化など，美術制作に関係ある事項を扱う学問分野を美術解剖学と呼ぶようになった．

　美術解剖学は，その本来の目的から，体表の形状に最も直接的に影響を与える運動器系，すなわち骨格系と筋系が主に取り扱われるが，その他に，循環器系は皮静脈が皮下に観察されることから，その走行が取り上げられる[2]．いわゆる内臓は通常は扱われないし，皮下脂肪を含む結合組織も，取り上げられることは少ない．

ここで美術解剖学に深く言及することは，本書のもつスコープ外であるので，後半に筋肉の箇所で若干触れることとする．"Beauty is only the skin deep！"（美女はほんの皮一枚にすぎない）とか，「どんな美人も一皮むけばみな同じ」というが，決してそうでないという事実に基づくのが，ここで言う美術解剖学である．古くはレオナルド・ダ・ヴィンチ，日本では森鴎外が本格的に講義を始めて，西田正秋など多くの後継者が現れた．手塚治虫の下絵，さらに科学警察分野での白骨化した骨からの「復顔」，古人類学分野でネアンデルタール人の「復顔」など，まさしく「骨は顔を語る」のである．

　「美人」と感じるのは，人それぞれである．「人それぞれ」である理由は，個人の価値観もあれば，美的センスもある．「解剖学」や「認知科学」という意味で学問的な観点からの一般的な美人について，美術解剖学のなかではその秘密が骨にあるというユニークな考察がなされている[3]．

　「絵画は骨格で読み解く」とする解剖美学は，ルネサンス期に絵画を描くにあたり言われたことで，「人体を描くときは，まず骨を描きなさい．そして，そこに肉を乗せ，さらにその上を皮膚で覆いなさい」とある．歴史的な人物を骨格から解剖し，再現をすることで，歴史にも影響を及ぼす作品がいろいろと出てきたといえる．「美人」の定義が絶えず変化する理由として，「骨格」の変化と「価値観」の変化が挙げられる．前者は生活そのものが絶えず変化しており，生活様式で長期にわたり変化するが，後者は「流行」によるものが多く，短期的な期間で変化する．

　美しい顔とは，「輪郭」「パーツの形」「位置」のハーモニーによって生まれる[4]のであれば，顔パーツのもつそれぞれの特質を美術解剖的に考察することにも意味がある．人体のうち，顔は人々に最も鋭敏に美醜の感じを与え，その顔のなかで目，鼻，口，耳などの主要器官の形態がそれぞれもつ機能性や影響について考察する．そのうち，耳と鼻は動きによる変化が少ないので，それらは静的存在（観相学的に見て顔の形態美）として取り扱い，一方，動的存在（観情学的に見て顔の表情美）である目と口は，解剖学的構成や生理的機構の移管が直接，その外形の美醜に

影響し，直接動的な機能をもって形は変化する[5,6]．

　動物は皆，動くものに反応してしまうため，顔のなかで目や口のような動的なパーツを見てしまい，鼻や耳といった静的なパーツはあまり見ないものである．人間の顔の表情は目，口，眉の3つの変化で表現され，耳と鼻には感情を表現する能力がない[7]と考えられている．人には，五感（触覚，嗅覚，味覚，聴覚，視覚）があるが，実は今あげた順に生物は高等化し，また人間の発達過程の順にも強く関係している．母親の肌から外界との接触が始まり，順にいろいろな器官と感覚が発達し，視覚の発達を待って，外界とのコミュニケーションの手順が全部揃うことになる．

　顔の各パーツから形成される印象と全体印象との関連性を明らかにすることを目的として，2種類の実験を実施した[8]．その結果，① パーツから性を推測させた場合，男性刺激人物の性の推測の誤答率は女性刺激人物の場合よりも高くなること，② 各パーツからの印象を加算結合させることによって，全体印象をある程度は説明できること，③ パーツのなかでは輪郭と目から形成される印象が，全体印象と相対的に一致していること，の3点があきらかになった．これらの結果を踏まえて山田ら[8]は，① 他者の性を判断する際には各パーツのバランスや組み合わせからの情報が相対的に重要なこと，② 他者の印象を形成する際には，すべてのパーツからの情報を用いている可能性のあること，そして③他者の印象を形成する際には，特に目が重要な役割を果たしている可能性のあること，の3点を指摘している．

　現在，コンピュータを利用した多くの個人認証手法が提案されている．なかでも，指紋・静脈・声紋・虹彩・DNAなど，人の生体情報を利用したバイオメトリクス認証（生体認証）の研究が盛んである．生体認証技術は，人間のもつ身体的な特性を利用した認識技術であり，なかでも指紋認証やDNA認証は，ほぼ100％の認識率となっている．

　バイオメトリクス認証の一つに，顔を生体情報とした顔画像認識技術がある．これは顔の特徴を利用した認証技術の一つで，指紋認証や静脈

認証などの認証に比べ，非接触で扱うことができ，認証時の抵抗感が少ない．認証を行う際にも，認識対象の協力をほとんど必要とせず，認証・照合することが可能というメリットをもっている．そのため，空港や公共施設など人が集まるところでの監視システムとして利用されており，セキュリティ用の監視カメラを通して，指名手配犯や行方不明者，家出人などのデータベースと連動し，威力を発揮している．近年では，顔の個人認証を利用して本人の特定を行い，入退出管理などのサービスが提供されるようになってきている．

顔認識システムの認識を阻害する要因のとして，顔の向き，照明条件，装飾品の有無といった要素がある．人間は個人を識別するうえで，対象となる相手からさまざまな特徴を抽出していると考えられるが，顔という領域のみを用いて個人を認識しなければならない状況に限定すれば，人間が顔から得ている情報としては，顔部品の大きさや形状，それらの配置パターン，肌の色合い，その他の要素（顔の傷，ホクロなどの特徴）があげられると考えられる[4]．

それでは顔パーツそれぞれの特徴，役目を調べるにあたり，まず静的存在である鼻と耳から見ていこう．

鼻：

横から見れば顔の先端であり，正面から見れば中心であり，顔全体のバランスを整えてくれる一番重要な部位である．人間の叡智にとっては最も遠い存在であると同時に，人間に生命にとっては最も近い存在であるから，鼻は識別する能力であるとともに呼吸の器官であるが，この二つは密接に結びついている．

新しい部屋に入り，まず働く器官が，嗅覚を担う鼻である[10]．目は閉じられるが鼻は決して閉じられない．

静的存在でありながら，顔の中央にあって全く立体的な存在である．したがって，正面からはその個性的形態を十分に観取しにくい．"鼻っぱしらが強い"という言葉の通り，鼻は自我の象徴である．大きいほど

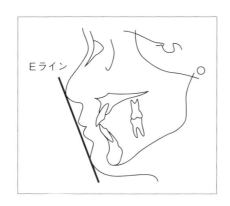

　自己アピール力が強い．さらに鼻の肉づきはバイタリティを知る手がかりにもなる．また鼻の穴はお金の出入りを示し，金遣いの傾向を読むことができるとも言われている．

　鼻の動きは，比較的単純である．主に3つの筋肉があり，まぶしい太陽の光を受けたり難色を示すとき，また精神的に集中しているときなどに鼻梁に皺をよせる鼻根筋，そして鼻孔を広げる鼻筋と鼻中隔下制筋である．

　ここで，美容形成，美容整形，矯正歯科，美容歯科などの分野で特に注視されているものに，エステティックライン（aesthetic line）があるが，これは人の側貌において，軟組織分析法における軟組織のオトガイ部と鼻先を結ぶ線のことであり，顎の骨を結ぶ線ではない．別名Eラインともいわれ，口元の突出感の判断に用いられる．これは，いわゆる"美しい口元"の基準として用いられ，矯正歯科治療の診断の重要な基準であり，またこの改善が治療目的の一つでもある[6,7]．日本人成人においては，その鼻が欧米人より低いため，上下唇がともにラインに接した位置にあるのが一般に美の範疇とされる．

　歯並びや噛み合わせが悪いと，このEラインが崩れる．出っ歯（上顎前突）の場合は上唇がラインから前方にはみ出し，受け口（下顎前突）の場合は下唇や下顎が前にはみ出す．口元全体がラインから突き出す場合

は，形成外科的に「ガミーフェイス」という．歯並びが悪くはないが，Ｅラインより上下の唇が突き出す場合には，鼻骨の高さ，顎骨のいずれかの形成に不足していることがいえる．

耳：

　耳だけが，顔面の視（目），嗅（鼻），味（口），聴（耳）の4感覚器官のなかで顔の側面に位置して，その形が非整形的に見えるので，目，鼻，口，耳のなかでは，一番美的価値が鈍く淡いとされている．耳は集音器であり情報を取り入れるパーツなので，その形状には他人の意見や気持ちにどう対峙するかが表れる．普通は動かないから感情表現もせず，顔の部位で言うと脇役である．

　大きさや，耳たぶの厚さで，思いやりや包容力，金運の有無を判断されることもある．肉付きがよいのは金運に恵まれた福耳であるが，ふくよかすぎたり赤みを帯びた耳は欲深さを意味するとも言われている．見る人は理性の人であり，聞く人は信仰の人である．聞くことによって人は道徳的人格となり，責任を問われ，行為に呼び込まれる．言葉は語れるものであるよりも聞かれるものであり，耳が聞かなければ決して口は語らない[9]．

　人間の身体には，手や足など左右で対となっている器官がある．日常の動作を観察すると，これらの器官の左右側を同時に同じように使うことは少なく，文字を書いたり，ボールを投げたりなど，どちらか一方の使いやすい側を使用していることが多く，これを「利き」と言う．一般的に，生物個体の左右対称的な器官の一方が他方よりも優れている現象を，ラテラリティ（laterality）[10]といい，「利き」「側性化」「一側優位性」などと訳されている．このラテラリティは，利き手や利き足に限らず，利き目とか利き耳などといった現象があり，生理学や心理学の立場から，大脳の優位性や他のラテラリティ現象との比較などのさまざまな検討がなされている[11]．

　しかし，これらの定義から「特定の条件下における何らかの機能的な

優先現象」が利き耳であるということがいえる．耳は音を知覚する感覚受容器である．

電話での対話で受話器をどちらの耳に当てるかで，上述の機能的優先現象が区別される報告が散在しており，ここで整理すると，次のようになる．利き耳が左耳で聞いた情報は右脳へと伝達されやすく，利き耳が右耳から入った音声などは左脳へ伝達されやすいと言う．これは，目の場合にもあてはまり，利き目が右目であると情報は利き脳である左脳に入力され，一方，利き目が左目ならば，利き脳は優先的に右脳となる．したがって，ここで左脳と右脳の機能差が問われる．

一般に，利き耳が右の場合，「左脳は理屈」とされ，思考や論理を司り，計算，言葉，記憶などを担い，論理的・分析的・数量的・観念的な思考に強いとされている．具体的には，右耳の特徴として，言語の習得や外国語の勉強には右耳から聞いたほうが効果的だとの研究結果が出ている．また，右耳から頼みごとをされると，承諾してしまう可能性が2倍高いという報告もある．一方，利き耳が左のとき，「右脳は感覚」とされ，五感を司る動物的な脳であり，創造性や喜怒哀楽といった感情を担い，しかも直感的・総合的・幾何学的・空間的な思考に強いとされている．したがって，仕事でクレームに対応するような場合は，左耳から聞いたほうが問題なく処理できる，とされている．

次に，動的存在の目と口に話を進めていこう．

目：

眼球だけは，生まれたときからその大きさが変わらないと言われている．心が盲目なら目は存在の価値がないとか，目は心の窓である，と言われる．「目に力があるか」「目に輝きがあるか」は，第一印象の大きな部分を占める[12]．

人の目を見ることは，単にものを見るというのと同じではない．われわれにとっては，人の目をただ単に見るということは，むしろ特異なこ

とである．すなわち，人の目を見るというよりも，人と目を合わせることを前提にしている．つまり，＜見る―見られる＞という構造こそが目が合うことの本質である．志向性は心の作用を目標に向けて方向づけるものであり，視線に他者の意図が隠されているので，目は志向性をもつと言える．

　顔の各パーツから形成される印象と，顔全体から形成される印象との関連性において，輪郭と目から形成される印象が，顔全体から形成される印象と相対的に一致している．つまり，顔による印象形成には，目というパーツが重要な役割を果たしている．

　たとえば写真の皿には，3つの白い模様がある．人間の目は，このように3つの点が集まった図形から人の顔と見るようにプログラムされており，この脳の働きをシミュラクラ現象（Simulacra；類像現象）と呼んでいる．この例以外にも，建築物，用水路など街角ではたくさんの顔を見つけることができる．同じように，われわれは2つの点が並んでいると，無意識にそれを「目」と認識する．スマイリーフェイスのニコニコマークを思い浮かべるとよくわかるが，この2つの点，産まれて初めて見たり見られたりする「母親」の目の記憶を認識しているからとの説明もある．しかし，この2つの点が少しでも左右上下にズレていたり，左右非対称にどちらかが大きかったら，もはやそれらを一組の目とは見えなくなる．

　よく，歯科あるいは医科（特に美容形成関係）の症例を出すとき，患者の目を白や黒色の丸で塗りつぶしてあるが，これで，個人の特定が不可能になるか疑問である．「見えない」と「見られない」ことになるのであろうか？　ヒトの目の特徴として，白目が多いことがあげられる．白目があることで，ヒトの場合，視線方向がよくわかる．したがってそれは，人間の表情を形づくり，大切な要素となってくる．

　目が示すのは，圧倒的なコミュニケーション力である．大きいほど思いを伝える力があると判断される．また形状は価値基準のありかを示していて，目尻に丸みがある人は物質的なもの，切れ長な人は精神的なも

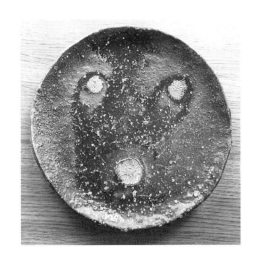

のに豊かさを求める傾向があると言われている．目は正しく，感情の伝達力が如実に表れるパーツである．「落ち着きのない目」「鋼のような冷徹な目」「色っぽい目」「びっくり目玉」「知ったかぶりの目」「突き刺すような目」「邪悪な目」「さげすむような目」「むっとした目つき」「燃えるような眼差し」「ちらっとした流し目」「氷のような冷たい凝視」「まるで，お見とおし」「目の中に溶け込む」などがある．「目は口ほどに，物を言う」とも言われているように，フィクション，ノンフィクションを問わず，古来の文芸は人々に数多くのメッセージを伝える目の働きについてのあざやかな描写で，豊かに色づけられているし，目のもつ力に私たちの注意を向けることに大きく貢献してきたのである．

　また，「目もと」の美しさは，そのまわりの肌の色や質感といった"見た目"の状態の美しさ＝「静の美しさ」と，目の表情やまばたきといった"動き"に見る美しさ＝「動の美しさ」の2つによって印象づけられる．

　目は最も遅れて発達する感覚器官であり，またそれゆえに最も発達した感覚器官である．目は人間の眼目であり，見ることは識見をもつことであり，最も人間的な能力である．ものは目に写り，心はものを見る．目に写るものを客観といい，ものを見る心を主観という．目のあり方は

人間のあり方であり，見ることは自己を形成することであると同時に自己を表すことである．顔は，それ自身は見られず，しかもオモテに表れた人間の本質であり，人間を人間たらしめる内と外との統一であるが，目は顔をして顔たらしめ，したがって人間を人間たらしめるのであり，それゆえに目そのものが人間存在の象徴にほかならない[9]．

2つの目で捉えた視覚情報が脳において1つの統合された視覚イメージをつくる仕組みには大変興味があるが，ここでは視神経の視交互に触れたい．利き目とは別に，視神経は常に同時に機能していないことがわかる簡単な実験がある．まず，厚手のボール紙でおもちゃの眼鏡を作る．どちらでもよいが，一方の目には緑色の透明紙（たとえばセロファン紙）を入れ，他方には赤色の透明紙を入れる．これで完成である．この緑・赤対の一見滑稽な色眼鏡で，対象物を見続ける．すると，大体15秒から20秒ごとに，全体が緑にフィルターで観察していた景色が，全体が赤色の景色と一変する．そして，これの繰り返しが永遠に継続する．つまり，両眼で対象物を観察してはいるものの，視神経は交互に機能していることになる．

眉（まゆ毛）：

解剖学的に言えば，眉毛もまた，目，鼻，口，耳などと同じく感覚器のなかに含まれていて，五感器のなかの外皮，外皮のなかの皮膚の付属物として，毛髪，爪，皮腺，乳腺などに属する．のんびりや短気などの気性の判断は，眉の長さや濃淡でしばしば評価される．眉の長さが目の横幅より長い人はのんびり穏やか，短い人ほど短気でせっかち，また濃い人は粘り強い性格で，一方薄い人は気分にムラが出やすい性質とも言われている．さらに，上がり眉は自分の利益を優先する傾向が，下がり眉は和を重んじる傾向がるとも指摘されている[13]．

眉間にシワを寄せるのは，「口に出せないノー」のサインであるが，それが癖にならないように注意すること！

口：

　顔のなかで最も自由に大きく不定形に動く．したがって，唇の動的表情による美的効果の変化も，またきわめて複雑である．口の形状で愛したいタイプか愛されたい人かを診断されることがある．口の大きさは積極性のバロメータであり，大きい人は社交的，小さい人は受動的な傾向がある．唇の厚みは愛情の大きさを示唆する．上唇は与える愛，下唇は求める愛を表していて，上が薄く下が厚い人は愛を欲しがるだけの人と読む．唇は，鼻や耳のように「静的な存在」でないことである．話す，笑うなどのことによって，たちまち形が変化する「動的な存在」である．

　人の口は，肛門に至るまで全長10mにも及ぶ消化器系統の入口だけでなく，口腔自体が一単位臓器でもある．口腔はstome（stoma＝stoma，口）で，胃は英語でstomachであり，胃（消化器）と口腔は同じ語源をもつ．とはいえ，味覚を司る器官は口腔内の舌だけである．ろくに正しい咀嚼をしないで，どんどん胃袋に流し込んでは，味覚のない胃に大変な負担がかかるだけでなく，せっかくの食事も台無しとなる．

　口の端にある小さな筋線維モダイオラス（modiolus；口角結節といい，えくぼの辺りをさす）が，問題をさらに複雑にする．ここには，9つの筋肉が埋め込まれている．モダイオラスは，顔の下半分に大きな動きが起こらないようにしているのだが，これは顔面筋肉組織のなかで最も可動的で，一番固定されていない自由な筋結筋である．これは口と頬の活動を統合し，噛みつくとき，咀嚼するとき，飲むとき，吸うとき，飲み込むとき，話すとき，叫ぶとき，泣くとき，キスするとき，そしてもちろんあらゆる表情をつくるときの運動に関わっている．笑筋は口角と上部顔面骨とをつないでいる．これが収縮すると顔が引き上げられ，われわれは微笑むことができる．一方，唇の下に起始する広頸筋と下制筋は，口を引き下げる役割をする．

　さまざまな実験で，男性が女性を見る場合，口元（唇）に視線が集まりやすいことがわかっている．また，口紅をつけたときのほうがつけないときよりも，男性は女性の口元を見ている時間が長くなり，赤く色が

濃い口紅のほうがより長い時間見つめているという実験結果もある．人間の唇は顔の皮膚よりも赤い色をしているが，これは唇の角層が非常に薄く，血管の色を透過しているためである．つまり，唇の赤は血の色であり，人間は血の色に敏感であるために，注意を向けてしまうのである．なぜ注意が魅力につながるのかといえば，大抵の人は血を見ると心拍数が増加するが，それを性的な興奮と勘違いしてしまい魅力を感じるという情緒の生理・認知説で説明できる．いわゆる吊り橋効果である．また，時間が経って水分を失った血液よりも，サラサラしている血液のほうが注意を向けやすい．それを考えると，より潤いのある唇の方が魅力的であるという認識にも一致する．

　健康状態という観点から見ると，1日前や数日前など比較的近い日の影響を受けやすいのが口周りである．特に唇は粘膜でできているので非常にデリケートで，体温や栄養バランスのなどの健康状態の影響を受けやすい．唇とは別に，口の大きい女性の方が魅力が高いと言われているが，これは笑顔の表情がわかりやすいからであると考えられている．

　口は，「声」とセットになっている．「ま行」「ぱ行」「ば行」を発声するときは，唇を弾いて音を出す．唇の筋肉が弱いと明白に発音できない．さらに，口角の筋肉をキチンと使っていると，口も奇麗に見える．「さ行」は，上の歯と下の歯をくっつけて，吐き出す空気で弾いて音をつくる．

　鼻が呼吸と嗅覚という2つの機能を兼ねているように，口もまた2つの機能を備えている．それは，食べることと話すことである．しかし，鼻では2つの機能が密接に結びついているのに対して，口が具備する2つの機能は全く分離していて，互いに何ら関係がない．あえて共有する性質を探すとすれば，どちらの機能も「通り口」であることになる．食べる口が「入口」であり，語る口は「出口」である．一度口から入った食べ物が二度と口から出てこないように，一度口から出た言葉はもはや元に戻すことはできない．食べ物が目に見えない内臓のなかで吸収されて，われわれの肉体を形成するように，言葉はそれを聞いた人々の心の

なかに見えない形で吸収されて，言葉を発した者の姿を取り消しにくく
形成する[9].

歯：

　歯科で美に対して一番力を入れる領域が，歯のホワイトニングと歯列
矯正であり，あわせて審美歯科ともいう．これまで考察してきた顔の
パーツは，すべて素顔の状態で，しかもむき出し状態で観察できるが，
歯は口を開けて初めて見ることができるパーツである．

　明眸（ぱっちりと開いた明るい目）と皓歯（白い歯）によって玄宗皇帝
の寵愛を得た楊貴妃を指し，転じて美人を表すものとして定着した言葉
に「明眸皓歯」がある．歯を白くすることは，おしゃれ以前の身だしな
みの一つである．身だしなみの考えには二つあり，その一つは「自分を
大切にする」という気持ちから出ている．自分を愛せない人が，どうし
て他人を愛すことができるのか？　その意味でも，身をたしなむことは
重要になる．二つめが「他人に対する敬意」の表れである．髪をとかす，
アイロンのかかったシャツを着る，靴を磨くなどは，他人に不快感を与
えないという気遣いからきている．これらは「見える身だしなみ」であ
るが，一方で見えない「身だしなみ」もある．心や言葉（考え方）の身だ
しなみで，これを切磋琢磨するには，相当の努力がいる．

　実は，以上の明示的身だしなみと暗示的身だしなみの間に位置する第
三の身だしなみが，ここで問題にしたい「歯の漂白」「口臭」に関する身
だしなみである．一見してはわかりかねるこの心遣いも，いったん口を
開ければ，歯がどのくらい白いかで，相手は「この人は歯を十分に手入
れし，気をつけて白くもする身だしなみをわきまえている」と感じ取っ
てくれるはずである．それより何より，歯が綺麗で白い人と話をするこ
とは，気分をも爽快にしてくれ，楽しく嬉しいものである．

　さて，もう一つの審美歯科に関係する矯正歯科について考えよう．歯
列の不整は単に口を開いたときにのみわかり，美を損なうのでなく，口
を閉じているときでも口唇や頬の形を不整にするものである．ましてや

審美性のみならず，咀嚼機能の回復にも重要な治療である．スポーツ歯学でも重視され，わずかな咬合調整で成績向上が見られることが多い．

　老いは骨格の変化に一番現れるので，シワやシミなどは重要な変化ではない．そして，骨格の変化における最大の要因が歯である．新生児と高齢者の骨だけを比較しても，特に目の高さでどちらかが明確に指摘でき，新生児は1/3であったものが，高齢者は頭の高さの半分にまで下がる．そして歯を失うと歯槽骨が吸収され，上下の顎の高さが極端に低くなるため，目の位置は低くなるのである．

額：

　額の筋肉を顔面筋肉のなかで最も重要な筋肉とし，最も「偽る」ことが難しい筋肉と考えている．つまり，額は顔のなかで「うそのない」「うそがつけない」部位である．

顎：

　人生の礎を示す顎は，晩年の運とも暗示ともされ，生きるための底力を示すパーツである．大きくしっかりした人ほど，頑丈な基盤を築き，安定した晩年を迎えるとされる．尖った人の生き方はどこか危なげだが，鋭い感性は大きな才能を示唆する．また，加齢による二重あごは穏やかさを示す福相とされている．

　人は，自分の美意識から見て美しい顔，好ましい顔には良い印象をもつ．第一印象で相手に好意を抱く「ひとめぼれ」などは，その最たるものであろう．このとき，ほとんどの人は，印象が顔の表面的な要素によって決まると考えている．顔全体がどんな印象を与えるかは，目，鼻，口など顔の表面にあるパーツの形やそれらの間でのバランスで決まると考えている人が多いが，彫りの深さや立体的な奥行きなどの要素も少なからず影響を与える．これは顔のパーツではなく，骨格が決める．

筋肉：

　われわれの身体約200個の骨が互いに結合して，頭蓋骨などの骨格を形成している．骨の結合には，結合部が不動性で両骨間に多少の結合組織や軟骨が介在している不動結合と，数個の骨の連結部が可動性をもつ結合様式の可動結合（関節）とがある．これら骨格の周囲には，生体力学場を担う筋肉があり，その構造や機能の違いによって骨格筋，平滑筋，心筋の3つの種類に分けられる．

　このように，身体の筋肉は骨と骨を結合しているが，顔の皮膚下には，表情と人間の言葉を司る43の表情筋があり，顔の両側面には，上顎と下顎を動かすためにそれぞれ4組の主要筋と，嚥下と発音を支援する複雑な舌筋がある．その他，血管，知覚神経と運動神経，軟骨，骨と脂肪質の層からもなっている．さらに，脳神経は運動神経を制御し，視覚，味覚，聴覚と皮膚感覚を脳に知覚情報として伝達する．このようにして人間の複雑な表情を作り出す．骨と皮膚とが直接結合しているため，喜怒哀楽の細かな表情を作り出すことができる．

　表情筋はすべて横紋筋で，顔面神経の支配を受ける．したがって，顔面神経麻痺によってこれらの筋が麻痺すると，表情の動きは制限される．身体のほとんどの筋肉は骨に起始し，骨に停止しているから，関節を通じて担当の部位を動かすことになる．対照的に顔の筋肉では，目の周りなどでは骨に停止するものも一部にあるが，多くのものは筋肉同士に起始停止して，その下の骨とは独立に動く基底組織を形成しており，筋肉の収縮と顔の動きの関係性はとても複雑になっている．

　表情筋は自律神経下でコントロールされていて，意志でコントロールするのではなく意識の影響を受ける．つまり，言葉や思考が悪いとストレスがたまり，口角も下がり表情筋が衰えていく[13]．顔の筋肉（＝表情筋）を鍛える必要があるが，この筋肉は自律神経のコントロール下にあるので，自分で努めて笑顔をつくったり，ある程度動かすことはできるが，これは大まかに筋肉を動かすのみで本当の表情とはいえない．嬉しいときは自然に笑顔になり，悲しいときには自然に涙が出るが，こうし

105

た表情は自分の「意思」ではなく，「意識」「感情」と連動している．したがって，心から幸せで自然に笑ったり喜んだりすることでのみ，顔の筋肉はしっかりと内側から動き，本当の意味で表情筋や口角を鍛えられることができる．

　人は，内的に顔の皮膚と筋肉からの情報を使って，自分の顔の位置や動きを感じることができる．この処理を自己受容（proprioception）と呼び，その感覚を自己受容感覚（身体内部を感じる感覚），つまり動作においてバランス，位置，緊張を感知する感覚と考えられている[14]．20世紀半ば，神経生理学者のギョーム・デュシェンヌは，一般的に言われている五感（聴覚，視覚，嗅覚，味覚，触覚）に自己受容感覚という「第六感」を付け加えた．この感覚は，関節の受容体，筋肉，内耳のバランス器官から情報のインプットによって得られ，第六感があれば自分の空間における位置と質量がわかり，またその場所にとどまるために筋肉がどれほど緊張しているかに気づくことができるとされている．

肌，皮膚：

　日常的には肌と皮膚は混同して使用されているが，特に医薬品や化粧品に関する法律では厳密な違いがある．化粧品に関する法律で肌といった場合には，皮膚の一番上の部分を意味するので，肌は人間だけのものらしい．このことを説明するためには，皮膚という組織の構成を詳しく説明する必要がある．皮膚は動物の身体全体を覆っている組織のことをいい，この組織があるので動物は内部の器官を保護することができ，また体温を一定の状態に保つことができる．また動物によってはこの組織で呼吸ができるものもいるので，動物が生存するためにはなくてはならない組織である．

　組織は大きく分けて3つの部分から形成され，表皮，真皮，皮下組織である．特に，肌のハリやうるおいに直結する真皮の70％は，全体重の1/15を占めるコラーゲンからなり，真皮にはその他にエラスチンとヒアルロン酸が存在する．これらの組織が重なり合って存在しているこ

とにより，動物の生命活動を支えている．

　皮膚には，5種類の感覚があり，皮膚がものに触れたときに感じる「触覚」，温度の低下を捉える「冷覚」，温度の上昇を捉える「温覚」，皮膚が押されて感じる「圧覚」，そして痛みを感じる「痛覚」である．この5つの感覚を，それぞれ皮膚にある別の細胞や器官で感知している．人間の皮膚の作用は感覚器だけではなく，体表の保護や排泄，体温調節作用などがある[15]．顔の肌と密接な関係がある化粧に関しては，後の章で言及する．

　日本の美人には顔のある部分に共通の比率が2つあり，眉から鼻の長さを「1」としたとき，鼻から顎までの長さまでの長さが「0.9」ぐらいが理想的とされ，さらに鼻から顎までの長さを「1」としたとき，鼻から唇の位置が「1/3」以内であること，この2つの条件が美人比とされている．歳をとると顔の下半分が長くなり，たるみも出て，鼻から下の部分，顔下半分がだんだん長くなっていく印象を与える．平均的にいって，先の1：0.9の［眉から鼻］：［鼻から顎］の比は20歳代の平均値で，30歳代となると1：1に，さらに40歳代で1：1：1と徐々に顔の下半分が長くなる傾向が見られる[16,17]．皮膚の老化を見ると，20歳代ではシワやシミ（老化のサイン）が出て，30歳代でコラーゲン量等の低下，40歳代で皮脂分泌量低下，つまり保水力の低下，50歳代では皮膚の新陳代謝（造成能）低下となる．

　外界と直接触れ合う皮膚は，環境の変化から生体を守るだけでなく，自己と他者を区別する重要な役割を担う臓器である[18]．人間の心と身体に大きな影響を及ぼす皮膚は，脳からの指令を受ける一方で，その状態を自らモニターしながら独自の情報処理を行い，その精妙なシステムや，触覚・温度感覚のみならず，光や音にも反応している可能性なども具備する器官である．

　傳田[18]は，「環境に接する境界」すなわち「皮膚」にこそ情報やエネルギーを統御する機能が集中しているのが合理的だという生命観をもっている．皮膚は思っていたよりもさまざまな機能をもっているようだ．

光・音・磁気まで受容し，さらに脳と同じような情報処理システムまで備わっているとのこと．視覚は他人と共有できるもの，皮膚感覚は他者と自己を区別するものであり，皮膚がもつ感覚には触覚や温覚だけでなく視覚や聴覚もある．感じ取った情報を処理して解釈する「知覚」はもたないが，視覚や聴覚を感じ取る「感覚」はあるとしている．

人類は120万年前に体毛を失い裸になり，20万年前に言語をもち，衣服を着用するまでにはさらに10万年かかったそうだ．裸になった人類はスキンシップがコミュニケーションや学習の手段になっていたと思われ，握手やハグはその名残だそうである．皮膚は，暑い，寒い，痛い，痒いなどの知覚のほかに，言葉で表現できない光，音，磁場，電場などに対する感覚をもつ，外に出た情報処理システムである[18]．

以上で，主に静的存在の顔パーツ（鼻，耳）と動的存在の顔パーツ（目，口）の役目を述べてきたが，以下，これらを総合した報告がいくつかあるので，紹介しよう．

中山ら[19]が，興味ある研究結果を報告している．すなわち，エンタテインメントのためのインタフェースで顔画像を用いる場合には，その顔画像を見るユーザに好ましい印象を与える顔をもつエージェントの利用が望ましい．しかし，好ましい印象を与える顔はユーザごとに異なる可能性があり，他のユーザにとって好ましい顔が自分にとって好ましいとは限らない．そこで，すべてのユーザに好ましい印象を与える顔を目指すのではなく，個々のユーザがそれぞれ好ましいと感じる固有の顔をユーザごとに推定し，推定した顔画像を作成することを目的とした研究である．その結果，顔画像の好みのうち，顔のパーツの好みと顔全体の好みとの重相関係数が平均で高いことを示した．好みのパーツを組み合わせた顔画像を評価した実験から，自分の好みのパーツを組み合わせることで，好ましい顔を作成できることを確認した．さらに，自分以外の同性および異性の被験者の好みのパーツを組み合わせても，必ずしも自分の好みの顔画像とはならないことをも確認している．これらの結果か

ら，人を楽しませるインタフェースとして，ユーザの好みの顔画像を用いる場合には，一般的に好ましいとされている顔画像ではなく，個々のユーザが好ましいと感じる顔のパーツを組み合わせることで，そのユーザの好む顔画像を作成できることが明らかとなった．

　九島ら[20)]は，魅力の手がかりの3つの特徴を，「幼児性」の特徴（大きな目，小さな鼻，小さな顎，目と目の間隔），「成熟」の特徴（高い頬骨，狭い頬など），そして「表現力」の特徴（眉の位置の高さ，大きな瞳，微笑など）とした．さらに，これらに「造形美」の特徴（黄金律，平均顔）を加える必要がある[21)]．

　顔の特徴の変化の効果を調べた結果[22)]，魅力はたいてい大きな目と小さな鼻と高い位置にある顔のパーツと関係し，顔のパーツがコンビネーションだと考えるとき，顔が低い位置にあると魅力的と判断されたが，効果は小さい口によって軽減したとの報告である．また，大きな目（目の幅），小さい鼻（鼻の長さ），フル・唇（唇の高さ）により，女性は7歳前後若くなるとの報告もある[23)]．

　さらに西田[2)]は，美人と普通の人の顔の違いを探求した．美人は黒目の直径が12.5mmと11mmの差異で，結果として眼球も大きく瞳孔間距離が広くなる．そして眼窩の直径も大きく，眼窩下縁線が下がり，眼窩上縁線は上がる．眼窩上縁線が上がるため，目の位置も上がる．目の横幅も大きいため，結果的に眉も長くなる．このような目の周辺の解剖学的条件は，やはり南方系タイプの容貌因子とより相関が高いとされる．北方系タイプは二重である場合が7〜20%程度で，目が小さい．

　他の部位では，美人は下顎が小さく，唇が普通の人よりも1mmほど厚い．また，眉間が広く，南方系タイプは眉間の幅が狭いため，特殊なタイプである．また，鼻に関しても北方系と南方系を組み合わせた，短くて（上顎骨が短いという意味）幅が狭い鼻であるため，やはり美人は珍しいということがわかる．いずれにしても，小さな違いが美醜を決定づけるとの結論である[2)]．

　その他，顔パーツの大きなや位置関係と，魅力との関連性[24〜26)]，あ

るいは，顔のパーツの大きさから見る男女差の研究[27~30]など，興味ある報告が多数ある．

　この章を次の文で終えよう．自閉症であったドナ・ウイリアムズの「自閉症であったわたしへⅠ」[31]と「自閉症であった私へⅡ」[32]のなかで，顔の表情を理解しなくても，不均等や不一致を見つけられるという文がある．「他人の顔を読むことはできなかったけれども，私には顔が持っているトーンに対する感受性があって，もしあるパーツが他のパーツと同調していなかったら，それはだれかが感情をこめないで歌っている歌のように聞こえ，そのために私は衝撃を受けるのであった．私はその人が何を感じているのかと読むのではなく，その人が自分に忠実であるどうかとか，その人が自分の体に閉じ込められているかどうか，表現する勇気が出せないのではないか，を読みとっていたのであった．」

文献

1) 西田正秋．人体美学—美術解剖学を基礎として．現代社，1992．
2) 西田正秋．顔の形の美しさ—人体美学の研究より．青娥書房，2007．
3) 宮永美知代．美女の骨格—名画に隠された秘密—．青春出版社，2009．
4) 有澤壽洋．顔部品の位置情報を用いた顔認識．高知工科大学大学院平成20年度修士学位論文，2008（http://www.kochi-tech.ac.jp/library/ron/2008/g17/M/1115081.pdf）．
5) 藤村友美，鈴木直人．動画表情と静止画表情の認知構造．感情心理学研究．2006；13(2)：56-64．
6) 神尾達之．顔を見る/顔に見られる：観察主体の自立化と観察対象の脱他者化．早稲田大学教育・総合科学学術院学術研究（人文科学・社会科学編）．2012；60：285~304．
7) 竹内一郎．結局，人は顔がすべて．朝日新聞社，2016．
8) 山田貴恵，笹山郁生．顔のパーツから形成される印象と顔全体から形成される印象との関連性の検討．福岡教育大学紀要　第四分冊　教職科編．1999；48：229-239．
9) 矢内原伊作．顔について．みすず書房，1986．
10) Coren S, Porac C. Family patterns in four dimensions of lateral preference. Behav Genet. 1980；10(4)：333-348．
11) 石津希代子．利き耳研究の概説．日本大学大学院総合社会情報研究科紀要．2007；8：325-333．
12) 小田逸夫．目は心と体の窓—眼科医のひとりごと．文芸社，1998．
13) 佐藤綾子．一瞬の表情で人を見抜く法．PHP研究所，2009．
14) ペドロ・デ・アルカンタラ，風間芳之訳．実践アレクサンダー・テクニーク　自分を

生かす技術. 春秋社, 2011.

15）前田健康. 感覚器学総論. 脇田　稔, 井出吉信監修. 口腔解剖学　第2版. 医歯薬出版, 2018；70-78.

16）越智啓太. 美人の正体　外見的魅力をめぐる心理学. 実務教育出版, 2013.

17）牟田　淳.「美しい顔」とはどんな顔か　自然物から人工物まで, 美しい形を科学する. 化学同人, 2013.

18）傳田光洋. 皮膚感覚と人間のこころ. 新潮社, 2013.

19）中山功一ほか. 顔の好みの分析に基づく個々のユーザが好む顔の作成方法. ヒューマンインタフェース学会論文誌. 2012；14（4）：319-330.

20）九島紀子, 齊藤　勇. 顔パーツ配置の差異による顔印象の検討. 立正大学心理学研究年報. 2012；6：35-52.

21）高木　修監修, 大坊郁夫編. シリーズ21世紀の社会心理学　化粧行動の社会心理学：化粧する人間のこころと行動. 北大路書房, 2001.

22）McKelvie SJ. Effects of feature variations on attributions for schematic faces. Psychol Rep. 1993；73（1）：275-288.

23）Jones D, et al. Sexual selection, physical attractiveness, and facial neoteny：cross-cultural evidence and implications. Current Anthropology. 1995；36（5）：723-748.

24）Cunningham MR. Measuring the physical in physical attractiveness：quasi-experiments on the sociobiology of female facial beauty. J Pers Soc Psychol. 1986；50（5）：925-935.

25）Geldart S, et al. Effects of the height of the internal features of faces on adults' aesthetic ratings and 5-month-olds' looking times. Perception. 1999；28（7）：839-850.

26）Bradshaw JL. The information conveyed by varying the dimensions of features in human outline faces. Perception & Psychophysics. 1969；6（1）：5-9.

27）Bradshaw JL, McKenzie BE. Judging outline faces：a developmental study. Child Development. 1971；42（3）：929-937.

28）Cunningham MR, et al. What do women want? Facialmetric assessment of multiple motives in the perception of male facial physical attractiveness. J Pers Soc Psychol. 1990；59（1）：61-72.

29）Burton AM, et al. What's the difference between men and women? Evidence from facial measurement. Perception. 1993；22（2）：153-176.

30）Yamaguchi MK, et al. Judgment of gender through facial parts. Perception. 2013；42（11）：1253-1265.

31）Williams D. Nobody Nowhere. Jessica Kingsley Publishers, 1998.

32）Williams D. Somebody Somewhere. Jessica Kingsley Publishers, 1998.

11. 審美形成外科の概要と その必要性

　「顔を立てる」「顔が利く」「顔に泥を塗る」「顔が輝く」など，「顔」と言う言葉は実に広く使われており，それぞれの個人の全人格を代表する抽象名詞[1]ともいえる．ここでは，このように社会性をもつ顔に「美」を求めて施術する，外科手術における功罪を考えてみる．

　美人の歴史を見ると，それぞれの時代で美人の概念は社会や文化と切っても切れない関係をもっている．もちろん，これは古くからの日本の美人像の変遷も，西欧，中国におけるそれも，美人像そのものには差異があるが，同様な変遷はあった．したがって，人種や文化によって，美人の判断基準も大きく違うのはごく自然である．

　このように文化や時代による美人の条件はさまざまだが，美人の判断基準に影響を与える社会的要因として，古今東西いくつかの共通点が見られる．そのなかの最も代表的なものは，次の三つの要素であろう．まず，第一は男女の力関係である．そもそも，「美人」に関して語られるのは女性であるのに対し，語っているのは常に男性である．第二に，美人の概念を考える際に，経済や政治的な要因も無視することができない．美は常に社会のなかの一部の人しか手に入らないものである．それゆえ，美は経済や社会地位の優位を象徴するシンボルになる．第三に，芸術や文学の流行も美人の概念に影響を与えることがあり，芸術や文学は時代の美意識を反映する一方で，美を創造する力ももっている[1]．

　美の人間的概念に対する進化理由の研究結果では，現在は左右対称性，色と顔の毛といった特徴が，認識される魅力度にも関係してきている．とりわけ「見られることは，存在することである」との認識であった「顔が見られる」時代から，今や「顔を見せる時代」へと変遷している．「美顔」を求める患者層，「美」を外科的に提供する施術者，あるいは純粋に「美顔」を研究する研究者，とさまざまな「美」に携わる職種があり，

美の条件も多岐にわたり複雑化してきている.

　「美しい」と「美しくなる」との間では違いがあり，美人は内面的にまた外面的（外科的）に作られる．ここからしばらくは，外科的に得られる美について考察する．世の中には「整形」「形成」「審美」などいろいろな言葉があり，それらを整理してみよう．いずれにしても，他人の手の入らない本来の「美」であり「顔」であったが，最近はやりの「小顔」「アンチエイジング」などで，人為的にプロである医師が「美」と「顔」に介入する分野がある.

　最初に，本書で取り扱う内容に関する「外科」施術に関わる言葉を整理してみよう．つまり，「形成外科」「整形外科」と「美容外科」の間には明確な差異がある．「形成外科」（整容外科，形成美容外科，美容整形外科とも言われる）とは，皮膚から人体の浅い表面部分の先天的あるいは後天的な身体外表の醜状変形体表変化（さまざまな腫瘍，外傷，醜形，色調異常，顔面骨折）に対して，機能はもとより形態解剖学的に正常にすることで，個人を社会に適応させることを目的とする外科の一分野である．「整形外科」とは，骨・関節・筋肉・じん帯・脊髄などの運動器系に関わる先天的，後天的な機能障害や形状変化を扱う分野で，脱臼，捻挫，椎間板ヘルニアや関節リウマチ，骨粗鬆症などの治療・予防・矯正を行う.

　一方，「美容外科」は人体の機能上の欠損や変形の矯正よりも，専ら美意識に基づく人体の見た目の改善を目指す臨床医学の一つで，独立した標榜科目でもある．医療全体がQOL重視の流れにあり，日本経済の成熟と医療市場の拡大により，近年注目されている医療分野である．外科学の一分野であり，医療を目的とした形成外科学とは異なる．また，整形外科学と混同されがちであるが，全く分野の異なるものである．身体各部における表面の器官，組織（眼，顔面，皮膚など）の形状について，これに起因する精神的負担の軽減，除去効果も考慮して，その形状をより美的に整形することを目的とする臨床医学の分野である．具体的には先天性，後天性の区別なく，人体表面あらゆる部分にわたって美容

上精神的負担のあるものや，美的な意味で整形を要するものを正常なレベルよりもっと上の美的レベルまで引き上げるための医学である．機能的に健康な人が抱く美しさや若さのなかから，美醜による差別や不平等をなくし，誰もが平等に美しく，他人に良い印象を与えるようにするのが美容外科の究極の目的としているところである[2]．

「美容整形」においては，形態学的には正常範囲内にあるが，美容のために形成外科的手技あるいは物理的手技を用いて実施する整形術（たとえば，隆鼻術，豊頬術，豊胸術，二重眼瞼作製術，消皺術）がある．2つの世界大戦を経た1950年代頃，美容整形の技術が急激に進化した．戦争で負傷した兵士の身体を修復する治療が，美容整形技術の飛躍的な発展につながったのだ．戦傷により顔に傷を負った人に対する回復手術で，この種の技法が一段と進歩した．再生手術という側面で，美容整形は整形外科とともに進化してきたといえる．さらに，細菌学，麻酔学の進歩に負うところも大きい．このような美容整形における技術は，戦争とともに発展しており，いまや平和時での美容整形のあり方が問われてきている．こうして美容整形はその時代の人々の考え方によって変わってきている．

これら「美容外科」以外にも，最近は「美容皮膚科」を標榜する医院がある．女性にとって美しい肌と美しい外見を手に入れることは永遠のテーマである．肌の調子が良いと思ったらニキビができてしまったり，また紫外線の強い季節がやってきてシミやシワを気にしなければならなかったりと，悩みは尽きない．そのような肌の悩みを解決するための美容が，美容皮膚科である．ニキビ跡を綺麗にする，シミを取るといった肌の治療を，医療機器を使って医師や看護師が施術する．春〜夏の季節は脱毛受診の患者も増え，看護師は医療用レーザーなどを使用して，シミ取りや脱毛の施術を行うのである[3]．

目，鼻，毛，アザなどさまざまな悩みを抱え，美容外科に来る人が急増している．長年にわたり形成外科，美容外科で多くの患者を診てきた塩谷は，これから手術を受けたい人の疑問に丁寧に答えている．また，

健康な体にメスを入れることのリスクと，医師たちのためらいを正直に語り，「メスで心は癒せるのか」という問題を提起した[4]．

パウエルら[5]は，顔面バランスおよびその分析について歯科学，美学，外科学の観点から，顔面の各部分と顔貌全体との相互関係を詳述するとともに，顔面の各部分のバランスの重要性についても言及している．

現在，美容整形はプチ整形という簡単な美容整形の手法により身近なものになりつつある．プチ整形とは，メスを使わず行う美容整形手術である．従来の一般的な美容整形手術は多くのネガティブイメージや不安がつきまとっていたが，プチ整形の場合は短時間や安価という手軽さから，現代の多くの女性から注目と支持を集めている[6]．代表的なプチ整形として，ヒアルロン酸やボトックス注射などで輪郭の修整やシワの改善などがあり，一定期間中の美容効果を得ることを期待するものである．

美容整形が必要とされる理由（あるいは，必要とする人にとっての妥当性）は主に二つあり，以前からあった形成外科的な意味で，けがなどの修復技術が進化して，より人間として自然な姿への修復という意味で，美容整形が必要とされるケースが一つである．もう一つは，緒言でも述べたBBDD（身体異常形態不調）で特徴づけられる現代美意識のなかで，「美」の範疇から外れると思い込んでいる人々が，少しでもその「美」に近づきたいと外科手術を希望するケースである．美容整形では，現代でも両方のケースが存在するが，世間一般に認識されているのは後者の「美」の追求のケースである．

単なるけがの修復でも，今は日常生活に不便だからというだけでなく，やはり人間として美しくありたいという願望もある．「美」の範疇から外れるということは，「美」に重い価値観を置く人々にとっては重大な問題であり，自尊心の喪失，生きる意味や目的の喪失など，心理面に重大な問題を抱えるケースも増えている．そうした人々は，多くの場合，この問題を放置することでうつ病やひきこもり，人間不信，対人恐怖症など，日常生活に支障をきたすほど，大きな問題を抱え込んでしま

うケースがある.

　一時期，テレビ番組で美容整形を取り上げたシリーズが高視聴率を記録したのも，「失われた美の回復」というテーマが人々の関心を呼んだからである．似たような番組は世界各国で放送されており，美容整形が必要とされるのは，人それぞれの価値観のなかで「美」に関する重大な問題を抱えてしまう人が多いからである．しかしそれらのケースは，現代的な「美」の範疇から外れているだけなので，その「美」に近づければ，つまり外科的手術で「美」を作り出せれば，心理的な問題も解決することが多いのも事実である．現に，外科的手術で自分の希望する美容に近づけた人は，失った自尊心や生きる意欲などを取り戻し，笑顔が見られるようになったという報告がほとんどである．美容整形の必要性は上記のような必要性から，日々需要が増してきている.

　外面的（外科的）に作られる美について考察してきたが，外科的な術を施さなくても，ある程度の美が得られるのであろうか．人間の首から上は，頭部の骨と顎の骨の2つのパーツに分かれ，顎の骨は関節で頭部の骨にぶら下がっており，その上を筋肉，そして薄い皮膚が覆っている．美人であろうとなかろうと，これが顔の正体である．では，美人と不美人では何が違うのだろうか．それは筋肉と皮膚に支えられた目，鼻，口の形やバランスである．整形手術では，注射をしたりメスを入れたりして，これら目，鼻，口のパーツを変える（骨を削って骨格を変える場合もあるが）．しかし，目，鼻，口が筋肉で支えられているならば，手術をしなくても，ヒアルロン酸やボトックス注射をしなくても，筋肉を変えることで顔が変えられるのではないか.

　腹が出てきたときや，脚が太くなったとき，ボディラインを引き締めるための筋トレは，多くの人が経験していることである．トレーニングで筋肉を鍛えると，脂肪の燃焼率が上がってやせたり，体が引き締まって，ボディラインがすっきりしてきたりする．その体と同じように，筋肉に覆われているのが顔である．筋トレでヒップアップができるように，顔も筋トレで頬のリフトアップをしたり，顎のたるみをとることが

できるはずである．また，筋肉は何歳になっても鍛えることができる．顔も同じように，何歳からでも効果を出すことが可能である．顔の筋トレをすれば，外科手術をしなくても顔を変えられる．

　また，第一印象の大部分を占めるのは「目に力があるか」「目に輝きがあるか」が重要である．たしかに，好きなことや夢を語っているときには，だれもが目をキラキラさせている．魅力的な目を手に入れるために，自分が魅力的だと思う対象や心がときめくものを，できるだけ長い時間見ることを薦める．「心が躍動するもの」を見ることで，「生きた目」を手に入れることができるというわけだ．さらに，目の表情を豊かにするための手段として，眼輪筋のストレッチも紹介されている．短時間で簡単に行えるものなので，試してみる価値はある．

　次が，「どう話すか」で顔の形が変わる点である．話すためには，顎や頬など，口の周辺の筋肉を使う．つまり話し方次第で，顎や頬の形を変えることができる．たとえば，声が小さいと声帯が退化し，顎の周囲に力がなくなってしまう．声が小さいと人は，意識的に声を出すようにするのが良さそうだ．口角と舌を鍛えるメソッドも，正しい発声に役立つ．

　最後は，眉間に皺を作らないことも肝心である．眉間の皺はストレスが蓄積した結果であることが多いため，とにかくストレスを上手に解消していくことが鍵となる[7,8]．

　美容整形のシェアは，21世紀に入ってさらに広がったが，その理由は大きく分けて3つある．すでに述べたプチ整形の発展，そして男性患者の急増，さらに高齢者の関心である．ある研究によると，見た目が若いと長生きでき，QOL（Quality of Life：人が充実感・満足感をもって，その人らしく社会生活を送ることができているか，を計る基準として用いられる考え方）が高い，とされている．したがって，抗加齢医学の最終目的が健康長寿であると考えたとき，それを実現する方法の一つに美容も必要であり，美容も抗加齢医学の一つである[9,10]．ここで言うQOLのLを一般ではLifeと解しているが，筆者はLivingと解釈するほうが現

実的であると思う．この語に対比して（死の側から生を照らし返すこともできる）QODという言葉があり，このDをDeathと理解しているのが一般である[11]．しかし，これら両者は正確には対比できない．なぜならば，QODには時間軸が入っているからで，DをDyingと解したほうが現実に即していると考える．

人の印象は常に顔で決まるが，美しさは善良と同じではなし，ましてや美しさは幸福とも違う．フランスの学者，パスツールの言葉に，「幸運は準備したもののところにしか訪れない」というのがある．美容外科医の患者への施術姿勢は，まさにこの言葉が暗示しているように，患者の幸福の準備をしているのである．人は精神的な美しさや人格的な美しさを追求すべきだという考えは永遠の真理であるが，上で述べた美を獲得するための諸施術も，もちろん知性や性格を手術することはでない．であっても，変貌した顔は一体どのような影響をもたらすのであろうか？

実際，手術をした部位の形態が変わるだけではなく，顔全体に微細な変化が起きる．「内を磨けば，自ずから外見も立派に見える」や「外見を改善すれば，自信がもてて，内面も自然に豊かな気分になる」など，互いに相容れない考えもある．しかしそれが目鼻立ちなどの形態的変化によるものなのか，満足や自信などの精神的変化によるものなのかは解明されていないが，顔全体に影響が波及されるのは確実である．

美容整形が盛んとなっている現在，自己の身体イメージを改善する方向に走り出すと，次々と気になりだすことがあるようだ．そこには，悩む心の癒しであるはずの術式が，かえって自己のアイデンティティを奪うようなことになりかねない危険も含まれている．現在の「こんな顔が美しい」という基準は，将来にも同じ基準であり続けるとはかぎらない．美容整形は美しくなりたいという夢を叶えてくれるものであるが，手術後と同じ顔で20年後，30年後をすごせるかは疑問である．年をとれば身体のいたるところは明らかに変化する．したがって，その「いま」が30年後の「後悔」につながらないようにし，自分の20年後，30年後のイ

メージをもつことが，長い目で見た「美」の追求といえるのではないか[12]．

　美容外科とは，メスで体の傷や形を直すことにより，結果として心を癒す医療であるとの考えもある[13]．一方で，美を求める患者の執念と，造形の魔力につかれた形成外科医とが織りなす，矛盾をはらんだ人間模様であり，社会現象ともいえる．

　アメリカの有名な形成外科医ミラードは，鼻の手術について「結果についての責任は，五割が外科医の技術，三割が患者さんの体質，そして残りの二割は神のみぞ知る」[13]と述べる．美容外科施術においては，健康な身体に外科的侵襲を加える行為であるので，安全性の確立が必須である．不十分な管理のもとでの美容外科治療で，過去に豊胸術や顔の若返り術と称して，皮下に直接ゲル状のシリコンを注入し，合併症を引き起こしたり，隆鼻術と称して解剖学的に無謀なプロテーゼ（シリコン樹脂を板状に加工したもの）の挿入を試み，プロテーゼが後年に皮膚を突き破って出てくる症例などが散見されている[14]．

　問題提起のついでに，韓国で形成外科を受診した日本人患者数が，2017年度のデータで6,000人を超え，韓国全体の患者数の約25%（4人に1人の割合で日本人患者）を占めるまでに急増しているといわれる．これは，9年前の20倍近くとされており，距離的な近さや手術代の安さが背景にあるとみられる．ここで懸念されるのが，出入国管理の業務の簡素化と個人認定制度の向上を目的とした「顔認識」方式が始まっている現状をみると，日本出国時の顔と形成外科処置を受けてからの日本入国時の顔の同一性の確認に，問題が発生しないのであろうか？

　美容整形の心理についての考察[15]がある．自分の顔に不満があるけれど，人の手を借り，お金をかけるのはエステまでで，整形手術には抵抗がある．これが多くの人が抱く美容整形のイメージであろう．他人にジロジロと見られるのを極度に嫌うことを視線恐怖（他者視線恐怖）と言い，対人恐怖の一つである．自分の容姿を受け入れられない人は，自己評価が低く，自分の容姿が周囲の人々に負の影響を与えていると思い込

む傾向にある.

　また，客観的な事実とは無関係に，自分の顔や体を醜いと思い詰め，美容整形を受けても結果に満足できず，何度も整形手術を繰り返す人は，身体醜形障害という精神疾患を疑ったほうが良い．これは，他人から見れば，ほとんど気づかない顔や体の些細な部分を激しく嫌悪し，そのことで悩み続け，醜形への恐怖と不安を抑えることができない．そのため，他者の視線に恐怖を抱き，「こんな醜い姿だから嫌われる」「こんな顔では人前に出られない」などと妄想を膨らませてしまう．そして，現実の生活でも，他人との接触を避けるようになり，退学や退職を余儀なくされ，社会的に孤立することもある．身体醜形障害は強迫性障害も関連しており，うつ病を合併しやすく，統合失調に移行する例もある．

　美容整形の市場規模は2,000億円を超えるといわれている．その利用者たちは，ただ顔を変えたいだけでなく，そうすることで何かを得たくて美容クリニックの扉を叩いているのではないか．だが，顔を変えることで，ほんとうに人生は好転するのか．整形をしたことのある一般女性へのインタビューでは，"ついにやった！""達成感"といった表現が，非常に目立っている．整形する人というと，自分の容貌コンプレックスを動機とすると考えがちであるが，それだけではないようである．整形を通して理想の自己に近づく，要するに，自分の見た目こそが自分のアイデンティティとなっている人たちがいるらしい[16,17]．

文献

1）埴原和郎．日本人の顔：小顔・美人顔は進化なのか．講談社，1999．
2）日本整形外科学会．整形外科と形成外科—似ている響きですが，どのように違うのでしょうか？（https://www.joa.or.jp/public/about/plastic_surgery.html）
3）日本美容皮膚科学会ホームページ（http://www.aesthet-derm.org/index.html）．
4）塩谷信幸．美容外科の真実．講談社，2000．
5）N. Powell，B. Humphreys，木下善之介監訳．顔面のバランスと審美．医歯薬出版，1996．
6）日本美容外科学会．美容外科ってどんなもの？（http://www.jsas.or.jp/contents/cosmetic-sergery.html）
7）渡辺　茂．美の起源　アートの行動生物学．共立出版，2016．

8) 竹内一郎. 結局，人は顔がすべて. 朝日新聞社，2016.

9) 日本抗加齢医学会分科会編. 見た目のアンチエイジング　皮膚・容貌・体型の若返りの手法. 文光堂，2011.

10) 日本抗加齢協会. 抗加齢医学（アンチエイジング医学）とは（http://www.ko-karei.com/igakutoha.php）.

11) LIEN foundation. The 2015 Quality of Death Index Ranking palliative care across the world（http://www.lienfoundation.org/sites/default/files/2015%20Quality%20of%20Death%20Report.pdf）.

12) 宮永美知代. 美女の骨格　名画に隠された秘密. 青春出版社，2009.

13) 塩谷信幸. 美容外科の真実. 講談社，2000.

14) 井上　静. 華麗なる美容外科の恐怖. 鹿砦社，2010.

15) 渋谷昌三. 面白いほどよくわかる！　見た目・口ぐせの心理学. 西東社，2014.

16) 北条かや. 整形した女は幸せになっているのか. 星海社，2015.

17) 唯川　恵. テティスの逆鱗. 文芸春秋社，2010.

12. 審美歯学・矯正歯学の意味と美への貢献度

　人とのコミュニケーションが最も大切な現代社会において，美しい口元や素敵な笑顔は，快適な社会生活を営むうえで大切な要素である．審美歯科には，快適な食事（良い噛み合わせ），楽しいお喋り（正確な発音）と爽快な口（清潔な歯と歯ぐき）を目標とする機能的な側面と，明るい笑顔（美しい歯並び），こぼれる白い歯（美しい歯と歯並び）ときれいな口元（良い噛み合わせ）を目標とし，口の健康と心身の健康美を増進している[1,2]．

　顔の対称性は，いわゆる美しい顔を規定する三大要件，黄金比，対称性，そして平均顔のうちの一つである．ここで取り上げたいのは，このような静的な美顔ではなく，対称性をもった動的な美顔である．人間は，誰しも心の底からの喜び，満足，笑い，驚愕，号泣，敬意などを表出するときに，顔の表情が左右対称となる．この場合，体全体としても対称性のある姿となる．宗教的な礼拝のときの姿が一例であろう．一方，意識的あるいはある種の目的をもったときの笑い，ごまかし，偽り，無理な笑いなどの顔表現は，左右非対称である．矯正歯科治療では，微笑みの顔に左右対称性をもたせるし，そのときに見える歯が健康的な白であれば，他人を嬉しくさせる効果もあり，良い環境が伝染する．

　審美歯科の具体的内容は，歯列矯正，ホワイトニング，クリーニング，オールセラミック，ハイブリッドセラミック，ラミネートベニア，ダイレクトボンディング，ポーセレンインレー，カンタリング（審美的輪郭形成），その他の特殊材質による人工歯などがある．このうち，ホワイトニングとクリーニングは，およそ6カ月ごとに実施されるので，歯科予防の観点からも最近特に推奨されている分野である．ホワイトニングには，歯を削るなど傷をつけることがなく，歯の色合い自体の明度

をアップさせるため，不自然な白さになることなく，透明感ある仕上がりとなる．あるいは，歯が残っていれば，繰り返し施術を受けることも可能である利点がある．

ホワイトニングとは，一般的に過酸化尿素もしくは過酸化水素の酸化で発生する活性酸素による強い漂白作用で，着色した歯のエナメル質や象牙質に対し反応し，歯全体の色調を明るくする．施術法として過酸化水素水を塗布するだけの従来法から，パワー・ブリーチ法（Power Bleaching）と言われるライト・加熱したスパチュラ等によって，過酸化水素水の温度を上昇させてホワイトニングを施術する手法に移行した．しかし，パワー・ブリーチ法で使用されていたハロゲンライトでは歯髄組織に吸収されやすく，耐熱限界を超過して歯髄に不可逆的な有害事象を起こしやすいため，エナメル質に吸収されやすいCO_2レーザーなどが使用されるようになった．現在はレーザー・ブリーチ法（Laser Bleaching）が主流でアルゴンレーザー，CO_2レーザーによって，過酸化水素水の温度を上昇させて，漂白効果の向上をはかっている．一般に，アレニウスの式が教えているように，化学反応において温度を10℃上げると，反応速度が約倍加される．漂白効果の迅速化をはかるため温度を上げるのは理解できるが，歯髄への悪影響は十分留意することが必要である．

一方，詰めものやかぶせもの，入れ歯などの人工物には効果が期待できなく，1回の施術で白くなっても，期間を置けばまた変色や着色に後戻りするので，定期的に施術を受けてメインテナンスをする必要があるという欠点もある．クリーニングは，いわゆるPMTC（Professional Mechanical Tooth Cleaning）法により，歯垢，歯石，ヤニやシブを徹底的にきれいにし，さらに最後にフッ素コートを施し，むし歯や歯周病や口臭を予防する．

審美歯科は美しい歯や歯肉を作るばかりではなく，美しい笑顔を作り，精神的にも大きな恩恵をもたらす．美しい笑顔を手に入れ，自分の笑顔に自信をもつことは，人生をより豊かにし，可能性を広げてくれる

というメリットがある．一方，審美歯科治療の種類によって，デメリット・リスクも存在する．たとえば，セラミッククラウンをかぶせると，不自然なほど（あるいは，病的なまでに）白くきれいに見えてしまったり，加齢や歯周病の影響で歯肉が衰えてくると，歯と歯肉のバランスが悪くなってくる．歯の表面を削る治療だと，知覚過敏になってしまったり，歯の本質的な健康を損なうリスクもある．より具体的には，差し歯の歯ぐきの周りが黒くなる，差し歯の歯ぐきが下がり歯根が見えてしまう，咬合性外傷により差し歯の歯ぐきが腫れる，差し歯が揺れる，などがある[3]．

　美容歯科という言葉も聞く．審美歯科との差異は，治療内容には明確な差異はないが，審美歯科は歯の「噛む」という機能の回復・改善を重視しながら，美しい歯並び・口元を手に入れることを目的とした治療を行うことに対して，美容歯科は歯の機能回復よりも，形を美しく整えることを目的にしており，歯に対する姿勢と考え方が異なる．美容歯科では審美歯科治療の前に歯の神経を抜かれるケースも多い．そのため，歯に栄養がいかなくなる場合，歯がもろく欠けやすくなる場合，細菌への抵抗力が下がりむし歯が進行しやすくなる場合，あるいは抜歯への道を辿ることになる場合もある．つまり，神経を抜くことで，歯の寿命が縮まってしまう可能性があるので，注意が必要である．

　審美歯科では，歯の形を美しくする施術法がある[4]．面長な人には上顎中切歯を縦長に，丸顔の人には短めの歯を選択する．たしかに，上顎中切歯は笑ったとき一番目立つ歯なので，その形状が顔の形状とうまくバランスがとれていることは重要である．鼻から頬の脇の骨までの距離（頬骨弓幅），口から顎の下までの距離，両目の目元の間の距離（内眼角幅），鼻の一番広い部分の幅（鼻翼幅），口の幅，上唇の上の小さなへこみの幅（上唇結節幅）などは，歯の形と大きさを決定するための要素である．そのうえ，上顎中切歯の幅は頬骨弓幅の1/16，内眼角幅の1/4，鼻翼幅の1/5，上唇結節幅の1/2が目安である．

　歯列矯正の対象となる患者層は，一般に小児矯正と成人矯正がある．

主たる矯正治療法には差異がないが，小児矯正は成長期（乳歯から永久歯に生え変わるような時期），つまり顎の位置を正しい位置に動かすことができる可能性があり，矯正治療を始めるに最適な時期での治療である．

　一方，大人の歯列矯正の大きな目的のひとつとして，審美的な面での改善ということがある．つまり，出っ歯や，受け口，八重歯など，外見を気にして治療を始められる．子どもの時期には，本人の希望よりも周囲の希望が優先されることが多く，せっかく成長期の良い時期に歯列矯正治療を始めたとしても，治療の進み方が悪い場合がある．しかし，自分の意志で，美しい口元を目標に歯列矯正治療に望む大人の歯列矯正治療は，歯磨きや装置の手入れなどにも気を配ることができ，口腔内が良い状態で，効率的に治療が進むことも多い．ただし，矯正力に対する組織の反応が遅いため，歯の移動には時間がかかる．また，顎の骨の位置を改善しなければならない症状の場合に，外科的矯正治療が必要になることもある．施術後の期待として，審美的な面での改善以外に，噛み合わせの改善がある．不正咬合を改善しないと頭痛，肩こり，腰痛，膝痛など，全身のいろいろなところに影響があると言われている．また歯並びが良く（正常咬合）なると，いままでは歯ブラシが届かなかったところまで歯磨きができるようになり，むし歯や歯周病の予防が容易になり，さらに食物をよく噛んで食べるようになり，消化や吸収を助け，内面からも健康になる[5~7]．

　歯列矯正で使用する装置にはさまざまな種類があるが，大きく分けるとブラケットを付ける場所とその材料で区別される．まず器具をつける場所として，歯の表側（頬側），あるいは歯の裏側（舌側）がある．装置の種類の違いで見ると，メタルブラケットあるいは，セラミックブラケットに大別される．これらブラケットに装着する矯正用のワイヤとしては，チタンモリブデン合金，ニッケルチタン合金，あるいはステンレス鋼製のものがある[8]．ニッケルチタン製あるいはステンレス鋼製のワイヤーを使用するにあたっては，ニッケル・アレルギーの有無を確実に

検査する必要がある.

　不正咬合の状態を放置することにより，見た目の劣等感を感じたり，顎の動きとの不調和から顎関節への影響が出たり，成長期には後の発育にマイナスの影響を及ぼし，歯並びが良くないと歯ブラシが届きにくくむし歯や歯周病のリスクが高まり，さらに消化器官として，咀嚼機能が低下して，胃，腸への負担が増大することなどの問題が指摘できる．そこで矯正治療を受けるわけであるが，ここで注視したいデメリットを考えてみよう．まず，歯を動かすということは，硬い骨のなかで歯根が移動することであるので，矯正力を加えると，歯根の周りに骨改造現象が起きて歯が移動するが，同時に歯根吸収を起こす可能性もある．次に，歯肉の退縮により，歯ぐきが下がり，いわゆるブラックトライアングルが出現するリスクがある[8,9].

　矯正は歯の見た目を改善するだけでなく，歯並びや噛み合わせが悪いとむし歯や歯周病の原因となることから，積極的に治療が勧められている．しかし，歯列矯正による歯の動きが原因で顔が変わって見える．また，矯正中には唇や頬があまり動かせないため，これらのパーツの運動不足となり，意識的に唇を使っていないと顔の下半分は筋力が弱まり，結果として頬がこけたり，やつれる人が出てくる．また，矯正治療中にうまく噛めない場合や，ワイヤーがきつかったりする場合は，眉間やこめかみを緊張させる癖が定着する．矯正中に器具の違和感がとても強い人などは，つらい表情によって目じりの下に頬骨が出てくる．

　下顎骨には多くの筋肉がついていて，この筋肉は口の開閉によって動く．顎関節症は，顎関節や多くの筋肉や靱帯に過度の緊張や連続的な疲労がかかることで引き起こされる．痛みの種類や程度は個人差があるが，顎とその周辺だけでなく，頭痛，めまい，耳鳴り，手足のしびれなどの症状が多い．原因には，日常生活のなかで無意識に行っている習慣が影響している部分が多く，こうした生活習慣を私たち自身で自覚し，改めることで症状の予防や緩和が可能となる．具体的には，噛み合わせの異常（偏咀嚼）が，多くの原因のなかの一つとして考えられている．

顎関節の痛みだけでなく，顔の歪みをも引き起こすことになる[8]．

　慢性的に歯，歯肉，顔，あるいは頭部や首，肩が痛むといった症状に悩まされている人は，かなり多い．これらの症状を総称して「口腔顔面痛」といい，現代においては日本人口のおよそ3人に1人がかかっていると言われている．原因の多くはストレスや心理的葛藤であり，心身ともに緊張した状態が長く続いて睡眠障害等を引き起こし，やがては顎の痛みや違和感，肩こりなどの症状に悩まされることになる．口腔顔面痛の原因は多岐に渡り，なかには脳神経の異常や全身的障害によるケースもあるため，十分な注意が必要となる．主な原因として考えられているのは，非歯原性歯痛，顎関節や咀嚼筋に原因がある場合，目や鼻，耳など口腔周囲に病変がある場合，頭蓋骨の中（頭蓋内）に病変がある場合，三叉神経痛や持続的神経痛など神経に異常が原因である場合，片頭痛や脳内出血など神経血管の異常が原因である場合，あるいは強いストレスなど心理的，感情的要因によって引き起こされる場合などがある．これらいずれの原因でも，顔の歪みを引き起こすことがある[10, 11]．

　上述した通常のブラケット/ワイヤーの組み合わせによる矯正治療以外に，その他の矯正治療法として，デーモンシステム（ブラケットにワイヤーを通すだけで固定せず，歯を動かすためにかける力は少ないが，少ない痛みで大きな矯正効果で移動できる治療方法）[12]，マウスピース矯正（少しずつ形の違うマウスピースへと付け替えていくことで歯を移動していく矯正方法）[13]，インプラント矯正（通常のブラケット矯正は奥歯を装置の固定源にしてワイヤーを引っ張っているので，奥歯自体が動いてしまうと矯正力が弱まるというデメリットがあるが，顎の骨に小さなネジや金属のプレートを手術で固定して矯正装置で歯を動かす方法）[14]，あるいは外科手術を伴うコルチコトミー法（歯槽骨皮質骨切除術：歯の土台となっている歯槽骨表層の特に固い層である皮質骨の一部を切除することで歯を動きやすくして，ブラケット矯正など矯正装置の効果を高める方法）[15]がある．

　最後に，歯科治療のメインであるinside-outの方向性をもつ施術法

127

と，整形外科のメインであるoutside-inのメスの切り込み方向性をもつ施術法との連携で，初めてわれわれの求めている究極の顔の「美」が獲得できるのではないであろうか！　特に，スマイル顔を作るには，口元の美化であるので，審美形成外科と歯科との連携なしには，達成されない領域である．この点も上述した，学際的なアプローチが必須である．

文献

1) Touyz LZ, et al. Cosmetic or esthetic dentistry? Quintessence Int. 1999；30（4）：227-233.
2) American Academy of Cosmetic Dentistry（https://aacd.com/）.
3) 末瀬一彦ほか編著．歯科衛生士ベーシックスタンダード　審美歯科．医歯薬出版，2013.
4) 馬場悠男，金澤英作編．顔を科学する！　多角度から迫る顔の神秘．ニュートンプレス，1999.
5) Goldstein RE. Esthetics in dentistry：principles, communications, treatment methods. 2nd Edition. Decker, 1998.
6) What is aesthetic orthodontics?（https://www.bracesinfo.com/what-is-aesthetic-orthodontics.html）
7) Kusy RP. Orthodontic biomaterials：from the past to the present. Angle Orthod. 2002；72（6）：501-512.
8) 相馬邦道ほか編．歯科矯正学　第5版．医歯薬出版，2008.
9) 杉山晶二ほか編著．フルデジタルによるカスタムリンガル矯正　治療のコンセプトとテクニック．医歯薬出版，2017.
10) 井川雅子ほか．口腔顔面痛を治す．講談社，2009.
11) 日本歯科大学附属病院口腔顔面痛センター（http://dent-hosp.ndu.ac.jp/nduhosp/section/special/7_56fb0d3847fe2/index.html）
12) 星野　亨．矯正歯科治療のパラダイムシフト〜デーモンシステム〜．歯界展望．2006；107（3）：478-495.
13) 尾島賢治ほか．GPに知ってもらいたいインビザライン矯正治療．歯界展望．2015；126（4）：756-778.
14) 石井彰夫．かかりつけ歯科医による矯正　インプラントアンカーを治療オプションの1つに．ザ・クインテッセンス．2009；28（11）：147-153.
15) 外木守雄，高橋洋樹．どのような時にコルチコトミー（歯槽部皮質骨骨切り術）を適用すべきか？　日本歯科評論．2015；（874）：56-63.

13. 黄金比

　美しさと深い関係にあるといわれる「黄金比」，雪の結晶や花といった自然の美しさにひそむ「シンメトリー」など，機能を追求する過程でデザインされた人工物がもつ美を「機能美」[1]という．

　顔の美しさを表現する際によく使われる要素として，黄金比，対称性，そして平均顔の三要素がある．ここでは，その第一の要素である黄金比と，その他の比率について考え，続く二つの章で残りの要素について，それぞれを考察する．黄金比には，誰しもが感じうるとされる客観的な美的価値があり，誰しもが美しいとする生物学的な信号となっている可能性がある[2]．

　ここで問題として扱う黄金比は，通常のアスペクト比（矩形形状の長辺と短辺の比）のごく一部であることを，はじめに注記しておく．アスペクトとは，外観，様相，あるいは見方という意味であり，語源はラテン語の「見えるもの」を意味する言葉であるので，アスペクト比は，正確には「目に見える面の縦横比率」という意味になる．そして，この比率により，美感覚や安定感が生まれるのである．

　古代ギリシャ以来，縦横比として，黄金比，白銀比，白金比は最も美しくバランスの取れた比率として考えられ，人間の美に対する認識において，重要な役割を果たした．そして，多くに研究者がこれらの比率が美的な安定感を与える理由について研究してきた．小川は，縦横比に関する美的な安定感の程度（美的安心度）を安定性の尺度と規則性の尺度の積として表されると仮定した情報エントロピーを導入し，不安や期待の程度を議論している[3,4]．

　縦横比として美を感じ，安定性を認められている代表的な比が黄金比であり，その比は1：1.618となる．紀元前に古代ギリシャで発見されて以来，経験則で人間が最も美しいと感じる比率とされており，ミロの

129

ビーナス，モナ・リザ，凱旋門，サグラダ・ファミリア，名刺，などで使われている．また，自然界にも多く存在することが確認されている[5]．この比率を身体に適応した場合，たとえばミロのビーナスでは，床からへそまでを1とすると，床から頭頂までが1.1618であるので，かかる造形美は，審美感情を満たす手がかりともなる．そして，健康美とも見て取れる．顔への応用に限定すると，モナ・リザの場合は，顔の輪郭の縦横比が1：1.618であることで，美人と一般には認識されている．

　トロント大学やカリフォルニア大学サンデイゴ校での研究結果は，興味がある[6,7]．眼−口間隔と眼間間隔による魅力度を調査したところ，眼−口間隔が顔の全長の約36％，眼間間隔が顔の幅の約46％の比率が一番魅力を感じたという結果を得て，「新しい黄金比」と名付けた．美人とされる顔を対象に，顔の高さ/目と口の距離が0.36で，両眼の間隔/顔の幅が0.46とされた報告である．しかし，新しい黄金比として，これらの比率をそれぞれ0.380と0.495とすべきという意見もある[8,9]．

　さらに，顔パーツ別の比率をみると，頭から顎：頭の幅，頭から瞳孔：瞳孔から唇，鼻先端から顎：唇から顎，鼻先端から顎：瞳孔から鼻先端，鼻の幅：唇から顎，両目の外側の距離：頭髪の生え際から瞳孔，唇の長さ：鼻の幅のそれぞれの比が，1：1.618であれば，黄金美が証明されたことになるが，いまだ顔パーツ別の詳細にわたる検討はなされていない．

　歯科においても，審美歯科では特に理想的な美的比率が重要視されている．ただし，歯列は歪曲し，奥歯に進むほど唇で見えにくくなるので，審美の対象は前歯，しかも上顎前歯となる．美容歯学の分野でも，スマイル・ラインの確保は，補綴治療やインプラント治療の最終段階で，きわめて重要な点であると同時に，歯科衛生士の間ではスマイル作戦が盛んであり，重要な患者教育の一環として実施されている．審美歯科医のレビンによると，上顎前歯2本を対象とした場合，歯ぐきから歯の先端までを1とすると，2本分の歯の幅は，1.618と黄金を示すと美しい歯として見える[10]．上顎中切歯の縦・横比が黄金比になるように見え

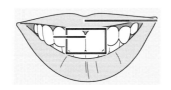

ると完全なスマイルが具現できる．さらに，中切歯と側切歯の幅の比や，犬歯を含む前歯3本の幅と小臼歯から唇の端までの比なども黄金比であると，理想的なスマイルと考えられている[11]．

　ある特定された縦横比に美を感じるのは上述の黄金比だけでなく，ほかにもある．白銀比とは1：1.414となる比のことで，別名を大和比とも呼ばれている．日本の木造建築に古くから使われている比率で，法隆寺金堂や五重塔，仏像，あるいはA4用紙などがある．その他，1：1732の比を示す白金比とか，1：3.303の比を示す青銅比などがある．

　美あるいは美的意識や美的感覚に国際性を期待するのは愚である．美はいたって個人的な事案であり，また社会性も帯びている．そのため，欧米人に認める美的安定度としての縦横比と日本人の好むそれとは，必ずしも一致する必要はない．そして，人々の好みは文化，時代，世代によっても変遷するし，国民性にも反映される[12]．小川は，そのなかにあっても自然や芸術の分野で最も美しく完璧な縦横比である黄金比，白銀比，白金比のいずれもこの美的安定度が比較的高いことを示した[13]．

　ここに，興味あるデータがある．中村[14]のデータに基づいて，牟田[1, 15]は縦横比1から段階的に2.5の10の異なる比を示して，日本人がどの比率形状を好むかを棒グラフに整理した．その結果，18％近くで一番人気のあったのが1.43比で，これは白銀比である．次が，17.5％の日本人が好ましく感じた1.0の正方形であり，第三番目が欧米人の間では一番人気の黄金比で，日本人の間では15％であった．

　顔の魅力に関する議論では，顔の比率以外にも対称性や平均性についての議論も必要である．これらは，次章に譲ろう．

131

文献 ······························

1) 牟田　淳.「美しい顔」とは，どんな顔か　自然物から人工物まで，美しい形を科学する. 化学同人, 2013.
2) 川畑秀明. 美の認知. 認知神経科学. 2011；13(1)：84-88.
3) Ogawa K. Quantitative index for anxiety/expectation and its applications. J Chem Eng Japan. 2006；39(1)：102-110.
4) 小川浩平. 情報エントロピーと人間生活との接点. 化学工学. 2007；71(1)：2-6.
5) 木全　賢. デザインにひそむ〈美しさ〉の法則. ソフトバンククリエイティブ, 2006.
6) Bourne M. Is she beautiful? The new Golden Ratio. SquareCirclez The IntMath blog, 2010(http://www.intmath.com/blog/mathematics/is-she-beautiful-the-new-golden-ratio-4149).
7) Shania Twain more beautiful than Angelina Jolie? The Sydney Morning Herald, 2009 (http://www.smh.com.au/lifestyle/beauty/shania-twain-more-beautiful-than-angelina-jolie-20091222-lb6h.html).
8) Pallett PM, et al. New "golden" ratios for facial beauty. Vision Res. 2010；50(2)：149-154.
9) Meisner G. Facial analysis and the marquardt beauty mask. The Golden Number, 2014(https://www.goldennumber.net/beauty/).
10) Levin EI. The updated application of the golden? proportion to dental aesthetics. Aesthetic Dentistry Today. 2011；5(3)：22-27.
11) Javaheri DS, Shahnavaz S. Utilizing the concept of the golden proportion. Dent Today. 2002；21(6)：96-101.
12) 埴原和郎. 日本人の顔　小顔・美人顔は進化なのか. 講談社, 1999.
13) 小川浩平. 美的安心感を与える比率. 人間工学. 2011；47(3)：90-95.
14) 中村　滋. フィボナッチ数の小宇宙　改訂版. 日本評論社, 2008.
15) 牟田　淳. デザインのための数学. オーム社, 2010.

14. 平均顔

　構成平均顔は，フランソワ・ガルトン（チャールズ・ダーウィンの従弟）[1,2]が写真の重ね焼きで合成顔を作る手法を開発してから始まったと言われている．ガルトンは犯罪者の顔を合成していくと典型的な悪人顔ができるだろうと予想していたが，できあがった顔は美しい顔となったのである．その他の実験結果も同様であり，このことは平均性が上がるほど魅力的になることを暗示している．

　平均的な顔が魅力的と思われる理由は少なくとも二つあり，第一は平均的な顔になじみがあるから，人は親しんだものを好むという証拠に基づく．第二の理由は，進化的淘汰の働きで集団の平均に近い特徴を備えた人が好まれる．したがって，集団の平均に近い顔は魅力的ということになる[3~6]．

　しかし魅力と平均性との関連で，最も魅力的な顔は必ずしも平均顔ではないという報告もある[7]．さらに，後の章で記述する対称性との関連で，平均性の効果は女性の顔に魅力を与える左右対称性の効果とは独立，無関係であるという報告もある[8]．

　相手が自分に見せている顔に対して，その人に関する情報の有無によって，見え方は当然違ってくるであろう．ましてや，現代社会は"匿顔"の時代[9]と言われており，顔を出さないコミュニケーションの意味を真剣に考える必要がある．顔は遺伝子だけが決めるのではなく，環境や職業によって変わっていくし，相手との関係性によっても変わる[10]．

　職種が人を作るのか，それに合った人がその職業を選択するのか不明であるが，この両者の因果関係は密である．たとえば，銀行員，葬儀屋，美容師を例に挙げて考えると，その職業のもつ性格，制約，身体への要求項目，精神的な慣れや訓練などで，個人の性格も表情も変わり，必然的に顔も変わってくる．いわば職種別平均顔である．

音楽の現場では，さらに興味ある事実として，楽器選びと個性との関係が指摘されている．「どんな楽器がどんな性格を生み，いかなる人がいかなる楽器を選ぶのか」という，普段は疑問にも思わなかったが，問われてみれば興味ある命題から始まる「音楽人類学」を考える面白い本[11]を見つけた．楽器を選ぶことにより，その楽器の演奏者共通の性格があり，逆にそのような性格であったのでその楽器が選ばれたという内容を，各楽器別に述べている．これも楽器別平均顔ともいえる．

顔の魅力に関するガルトンの研究・発見[1,2]から100年以上が経ち，コンピュータにおける合成写真が可能になると，さまざまな視点での研究がなされ，なぜ魅力的に見えるのか徐々に明らかになっている[12]．

最後に，ここで取り扱った平均顔は人為的に作りあげた顔であり，一部の整形あるいは形成外科が患者の顔をデザインする際のよりどころにしているようである．一方，目・鼻・口などの顔を構成する部品の形状やそれらの配置の個人差に着目し，これらから特徴点を抽出して顔認識[13]に利用し，顔認識システムというコンピュータビジョンの応用で使われる固有ベクトルの集合である固有顔は，タルクら[14]により開発された．

文献

1) Helms J. Reconsidering beauty. TEDxStanford (https://www.youtube.com/watch?v=qIDuFyXjcA0).

2) Francis Galton and composite portraiture. Sir Francis Galton FRS News Biography Works (http://galton.org/composite.html).

3) Langlois JH, Roggman LA. Attractive faces are only average. Psychological Sci. 1990；1 (2)：115-121.

4) レズリー・A. ゼブロウィッツ，羽田節子．中尾ゆかり訳．顔を読む　顔学への招待．大修館書店，1999.

5) Rhodes G, and Tanya Tremewan T. Averageness, exaggeration, and facial attractiveness. Psychological Science. 1996；7 (2)：105-110.

6) Perrett DI, et al. Effects of sexual dimorphism on facial attractiveness. Nature. 1998；394 (6696)：884-887.

7) Perrett DI, et al. Facial shape and judgements of female attractiveness. Nature. 1994；368 (6468)：239-242.

8) Valentine T, et al. Why are average faces attractive? The effect of view and averageness on the attractiveness of female faces. Psychon Bull Rev. 2004；11 (3)：482-487.

9) 原島　博. 匿顔. 原島博ホームページ（http://harashima-lab.jp/twitter/2015/03/07/2015-03-01-03-07/）.

10) 原島　博. 貧しくなった日本人の顔？　ニッポンドットコム（https://www.nippon.com/ja/people/e00004/）.

11) 茂木大輔. オーケストラ楽器別人間学. 草思社，1996.

12) Jones BC, DeBruine LM. The 'Averageness Hypothesis' of attractiveness. 2006（http://faceresearch.org/students/averageness）.

13) 栗田多喜夫. 固有顔による顔画像の認識. 統計的画像処理手法. 2002（https://home.hiroshima-u.ac.jp/tkurita/lecture/statimage/node19.html）.

14) Turk M, Pentland A. Eigenfaces for recognition. J Cogn Neurosci. 1991；3(1)：71-86.

15. 顔の対称性と非対称性

　広義のシンメトリーの基本形には，左右対称（鏡映，反射；これを狭義のシンメトリーという），点対称（放射対称，回転，逆対称），平行移動（すべり鏡映）と拡大（または縮小）がある[1,2]．完全なシンメトリー性のもつ不動で安定性のあるイメージには，安全・平和・安寧・信頼の意味と重々しい荘厳さ，権威といった絶対性から，神，真理や宇宙という象徴的な概念への拡がりさえ感じられる．対称性（シンメトリー）には，一般化された左右シンメトリーである鏡映シンメトリーや雪の結晶のような回転シンメトリー等がある．本書の対象は顔であるので，鏡映対称性に関して考察する．

　対称性の与える影響を議論する際に，左右対称の本質を知るうえで，静止した状態での姿と動的な状態での動きを伴う対称性とを知ることが重要である．まず，動きのある身体を見た場合，それが左右対称に動くときは，情緒的な心情を表しているといえる．拍手喝采をするとき，大笑いするとき，沸泣するとき，怒髪天を衝くとき，ひたすら謝罪するときなど，いろいろな心情の現れ（喜び，満足，没入，陶酔，安堵，肯定，心服，尊敬，得意，希望，恐懼，恐怖，驚愕，概嘆，悲嘆，困惑，号泣，虚脱，失望，倦怠，疲労など）には，上肢を含め，体がおのずから左右対称に動く．

　また，宗教的儀式や礼儀正しい身のこなしの場合には，肢体の動きはほぼ左右対称的に動く．キリスト教や仏教における合掌や，神道の場合の拍手，イスラム教の礼拝，日常生活におけるお辞儀などは，すべて左右対称になされる．作為的でない顔，つまり素直な心がつくり出す顔には，左右の歪みが生じない．これに対して，意識的，意図的，あるいは行為的な精神状態（意外，皮肉，嘲笑，苦笑，無念，否定，批判，部分的賛意，不納得，不審，疑惑，意地悪，侮辱，玩弄，阿諛，ごまかしな

どの思い)のとき，体は左右非対称に動く．逆に動作を整える意味で，無理にでも左右の手を対称的に動かし続けると，次第に情緒的な心情が生まれてくる．作法などで，身をあらためて動かせば，次第に心も整ってくるというのも，一理ある見方といえる[3,4]．

　心情，感情を全身的な表れとして捉える以外に，純医学的(正確には解剖学的)に全身を観察した場合，われわれの身体の対称性を知るのは意味がある．顔の美しさを考える際，左右対称性や目の大きさが大きく影響することが知られている[5]．人間の眼は左右対称的に存在し，内耳の両側の三半規管とともに，頭位や体位の微妙なバランス感覚を保っている．そのため，自然や物体などの対象物を見る際，左右対称なものを見ると人は安定感を感じ，それをまた美しいと本能的に感じるのである．

　香原[6]によると，人間は情緒的な心情をいだくときには，左右対称的な表情をあらわす．大笑い，憤怒，沸泣などがその例である．一方，意識的・意図的な心情にとらわれたときには，非対称的な表情が顔に浮かぶ．ウインク，嘲り，舌打ちなどがそうである．人間関係のおおらかな社会の人々の顔の表情は比較的左右対称に保たれているが，厳しい社会，たえずだまされる修羅場の世界に生きる人々の顔は，おのずから左右非対称につくりあげられてしまう．単純な人間関係の社会に生きて人々の顔は，全体として左右対称であり，もし明るく暮らしたとすれば，おおらかになる．呵々大笑いを繰り返していれば，鼻から唇の脇に走る鼻唇溝や目尻の皺は左右対称に彫り込まれる．一方，複雑な人間関係に暮らしてきた人の顔の表情・皺は左右非対称的に走る．他人を嘲ることの多い人の鼻唇溝の走り方は，左右で大いに異なる[6]．

　赤ちゃんのつくる表情(寝顔であり，泣き顔，笑い顔，あくび，甘えた泣き声など)は，すべて左右対称的である．顔をゆがめることはまずない．赤ちゃんの心はまさに情緒の世界にひたりこんでいるのである．嬉しかろうが，悲しかろうが，そこには知的なものの介入はない．年齢とともに自分の存在が把握でき，他者も認識しはじめ，「知性の幼い発

現」[4] があり，徐々に知的な動物，つまり人間らしくなってきて，左右非対称な表情をすることにもなる．

　しかし，人間はすべて対称的になっているわけではなく，心臓は左側に存在し，利き腕，利き足，利き眼，噛み癖があり，体躯も顔貌も歯列も全く対称的だという人を探すほうが大変である．よく言われる「右利き」などの日常動作の非対称性は，全身の対称性のイメージに影響しないのであろうか．たとえば解剖学的に人体を観察し，縦に真っ二つに切ったとき，右半身と左半身とでは，どちらが重いであろうか．人体の中で脳の次に重い実質臓器と言えば，肝臓であるが，その8割が身体の右半分にある．先の問いへの正解は，右半身である．左右非対称である脳や内臓，利き目や利き腕といった機能に何か意味があるとすれば，それが左右非対称やアンバランスさに魅力的を感じる理由なのかもしれない[7~9]．

　もう少し，顔パーツで重要な役目を果たす目の対称性について考察しよう[10]．尾田[5] は顔の魅力と美しさの手がかりとして何を用いているかを質問紙法で調査し，さらに対称性と目の大きさを統制した顔を評価させる実験によって，各要因の影響を比較した．その結果，対称性が美しさや魅力の評価の手がかりとなることが少ないこと，目の大きさが対称性より大きな手がかりになっていることが明らかになった．さらに，両目が大きい対称顔は目の小さい対称顔より魅力や美しさが高く評価されるが，片目が大きい顔でも対称顔より魅力や美しさが高く評価された．これらの結果は，非対称顔でも対称顔より魅力あるいは美しさが高く評価される可能性があることが示唆された．

　ペレットらは世界的に有名な美人女優やモデル（マリリン・モンロー，エリザベス・テイラー，クラウディア・シファー）たちの顔を観察していくうちに，どこか奇妙な感覚があり，それは3人が共通にもつ「斜視」による視線の揺らぎによるものだしている[11]．そしてその「斜視」こそが，彼女たちの魅力を一層強いものにしているとも言える．魅力を決める要因は何かというアンケートの結果，目を最も重要な手がかりとする

と答えたものが全回答者の80％程度に及び，口や輪郭がそれぞれ45％，30％程度であった[12]．しかしながら，一連の尾田の研究結果で，対称性を魅力の要因として回答した者はいなかった事実から，対称性と魅力の相関は高いものの，意識的にそれを手掛かりとする者がきわめて少ないと，結論した[13]．

　厳密に左右を対称にすることよりも，バランスが大事ということでもあり，ときには左右非対称にしないとうまくいかなくなることもある[14]．眉を描くときなどは，そもそも人間の眉毛自体が完全な左右対称ではなく，眉頭や眉尻の位置も違えば，目の大きさや形も左右非対称で，むしろ自分の非対称な顔全体に合わせることが大切であろう．

　歯科関係での対称性は，審美歯科の内でも矯正歯科において強く関わり，下顎顔面の非対称性はあらゆる時期にさまざまな原因から生じ，また複数の原因が同時に存在する．原因が何であっても，ひとたび非対称性が生じると，適応的変化と代償的変化の作用が働いて，周囲組織に影響を与える．人間はすべて対称的になっているわけではなく，少なからず非対称的な体躯や顎顔面や歯列をもっているが，非対称はどこまで許容範囲で，どのくらいから異常なのか，そしてどこから治し，どこまで治すのか，大変難しい問題である．たとえば，月刊雑誌「小児歯科臨床」（東京臨床出版）の2014年7月号では，「非対称性の咬合異常を考える」という特集がある[15]．このように，「正常な」非対称が「異常な」非対称になるポイントを定義づけるのは簡単ではなく，しばしばそれは臨床家の感覚と患者の認識によって決められている．頭蓋複合体における臨床的な顔面非対称性は，左右の顔面半側の違いがやっとわかるレベルから，大きな不一致を見るところまでの広い範囲にわたる．非対称性の咬合異常は，遺伝的要因，環境的要因，または遺伝的要因と環境的要因の複合的な要因により発症するが，その発症機序や発症時期も諸説さまざまで不明な点も多く存在する．また，非対称性の咬合異常に対する治療法や治療開始時期も数多く述べられているが，統一的な見解はいまだない．

対称性と魅力の関係についての議論は，ソルンヒルら[16]に代表される動物行動学者による研究で，対称性が魅力に与える影響を進化論的立場から説明している．もともと動物は遺伝的には対称になるように作られている．しかし，何らかの病気や，寄生虫，遺伝的変異などが原因で対称性が崩れる．対称性が維持されている個体は，これらの遺伝的には不利な要因に負けない強い性質をもっていると見なされるため，子孫を残すためには対称であることが望ましい．その結果，対称性が高い羽をもつ鳥が，より早く相手を見つけ，多くの子孫を残すことに成功していた．

　人間の顔は，ほぼ左右対称になってるが，厳密に観察すると完璧に左右対称の動物はほとんどいない．では，左右対称の顔と非対称の顔があったら，われわれはどちらを魅力的と感じるのであろうか．ある調査[17]によると，人間（男女とも異性に対して）は左右対称の顔のほうを好むという報告がある．その理由として，左右対称の異性のほうが，環境適応能力に優れた好ましい遺伝子をもっている可能性があるため，としている[18,19]．その他，多くの研究で，左右対称性と魅力との正の関連性の報告がある[20~22]．

　そして，本章で取り上げた対称性に関しては，男女を問わず，左右の対称性が高い顔は異性にとって魅力的に映り，その理由の一つに，進化心理学の分野では「良い遺伝子」説が支持されてきた．顔の対称性の度合いはその人の健康状態を表すとする考えは，逆に対称性が崩れる原因が発達の過程で栄養不良や病気などの環境的な要因や，突然変異などの遺伝子的な要因が働くためとした．左右対称であるということは，その個体が成長過程でこれらの悪影響を受けなかったことを表している．

　良い遺伝子を残すためには健康なパートナーを選ぶ．このため左右対称な顔が好まれるという理屈は前述した．しかし，パウンドら[23]はこの説に疑問を呈し，15歳のイギリス人男女4,732人（男子2,226人，女子2,506人）を対象に行われた研究の結果，顔の対称性と健康状態に関連性は認められなかった．

古代ギリシャ人は美的観点から彫刻など多くの美術品に，非対称性の要素を加味した[24]．非対称性と，一般に言うアンバランスとの間でどのような差異があるのか不明であるが，これらが無意識のうちにハーモニーとして認識される場合もある．

　種々の論文で，左右対称性の高い顔は，美しい顔の要素として重要視されている．顔のもつ左右対称性と非対称性には，顔を認識する側の捉え方と，情報を発信する自己の側からでは差異があり，左右対称が与える印象としては，静止，束縛，秩序，法則の厳密性と強制があるとし，逆に左右非対称には，運動，弛緩，不分明，偶然，生命，遊戯，自由があると考察している[25]．

　他人は，左右非対称の顔のどこかに魅力を感じるのであれば，ではどちら側がより魅力的に映るか興味がある．写真を撮るとき，私たちは顔の右側より左側をカメラに向けることが多い．リンデルは，2000点のセルフィー（自撮り写真）をチェックし，顔のどちら側が写されていることが多いかを調べたところ，41％が左側を撮っていた事実と，顔のどちらの側にもこだらない人はわずか8％だったことから，この左側偏向が好ましいポーズとして繰り返し適用されるとの結論に達し，セルフィー撮影者の標準であると報告した[26]．それには科学的根拠があり，顔の左側は，感情を司る脳の右側によってコントロールされている，いわゆる「左側偏向」[27]によるとしている．

　日本人の美意識からすると，対称的すぎるのはむしろ鈍重に感じられ，かえって歪んだ茶器のようにわざと「崩す」ところに価値を感じるところがあり[28]，破格の美意識として知られている．故意に中心を外すことで「動き」を含んだ「静止した動態」を表すのが，日本の美の伝統でもある．

　われわれは，あらゆる種類の非対称性に囲まれて生きている人間である．勢い，対称性に，安定感や安心感に感じ，美を見出して心の安らぎを求めることにもなろう．と同時に，対称美に欠けているある種の温かさを求めて，許される範囲内での若干の非対称性から，魅力という次元

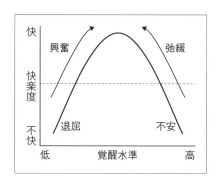

の異なる美的感覚を求めているのも現実である．

　心理学者のバーライン[29]は，人は単純すぎる情報や刺激には快を感じないが，複雑すぎるものには不快を感じ，その中間に快感を最大にする覚醒ポテンシャルが存在する，という理論を提案した．快・不快に関係する刺激特性として，単純・複雑のほかにも多くの刺激特性に当てはまるとされており，それらの刺激特性がほどほどの状態のときに，快は最大化される．最適な覚醒水準は感情の種類によっても異なることや，快を感じるには効率よく知覚でき，記憶の負担を減らすことができるパターンが必要であることなどが，指摘されている．バーラインの覚醒水準モデルは親近性の上昇に伴い覚醒水準が逆U字カーブを描く（図参照）．中程度の緊張状態のものが一番好まれる．バーラインのモデル自体は便利なので，記憶やさまざまな分野で利用されているが，もともとは社会心理学のモデル[30]であった．

　最後に，本書の終わりのころにも述べるが，実顔と鏡顔のジレンマを忘れてはならない．毎日鏡の前で，美を求めての対称性，少し崩しを入れ魅力性を強調した非対称性，いずれの目的であっても，鏡に映る自分の顔は，自分以外のすべての他人が認識する顔とは，正しく左右が逆であることを，十分に留意する必要がある．

文献

1) 三井秀樹. 美の構成学. 中央公論社, 1996.

2) 三井秀樹. 形の美とは何か. 日本放送出版協会, 2000.

3) 香原志勢. 顔の本. 中央公論社, 1989.

4) Cook R. Facial symmetry and good health may not be related. The Conversation, 2014 (http://theconversation.com/facial-symmetry-and-good-health-may-not-be-related-30637).

5) 尾田政臣. 目の大きさまたは位置が非対称な顔に対する美しさ評定の弁別閾. 日本認知心理学会第15回大会, 2017；01-01.

6) 香原志勢. 顔と表情の人間学. 平凡社, 2000.

7) 佐藤高晴. 左と右・対称性のサイエンス. 丸善出版, 2017.

8) 濱田博司. 体の左右非対称性. 生産と技術. 2008；60 (3)：77-80.

9) Hashimoto M, et al. Planar polarization of node cells determines the rotational axis of node cilia. Nat Cell Biol. 2010；12 (2)：170-176.

10) Fink B, et al. Integrating body movement into attractiveness research. Front Psychol. 2015；6：220.

11) Perrett DI, et al. Symmetry and human facial attractiveness. Evolution and Human Behavior. 1999；20 (5)：295-307.

12) Langlois JH, Roggman LA. Attractive faces are only average. Psychological Sci. 1990；1 (2)：115-121.

13) 尾田政臣. 顔の対称性と魅力の関係. ヒューマンコミュニケーション基礎. 2004；104 (320)：1-6.

14) 尾田政臣. 対称性と魅力・美しさの関係. 日本認知心理学会第6回大会, 2008；3-19.

15) 氷室利彦ほか. 特集 非対称性の咬合異常を考える. 小児歯科臨床. 2014；19 (7). 12-66.

16) Thornhill R, Gangestad SW. Facial attractiveness. Trends Cogn Sci. 1999；3 (12)：452-460.

17) Little AC, et al. Symmetry and sexual dimorphism in human faces：interrelated preferences suggest both signal quality. Behavioral Ecology. 2008；19 (4)：902-908.

18) Parsons PA. Fluctuating asymmetry：a biological monitor of environmental and genomic stress. Heredity (Edinb). 1992；68 (Pt4)：361-364.

19) 竹内久美子. シンメトリーな男. 新潮社, 2000.

20) Little AC, et al. Self-perceived attractiveness influences human female preferences for sexual dimorphism and symmetry in male faces. Proc Biol Sci. 2001；268 (1462)：39-44.

21) Mealey L, et al. Symmetry and perceived facial attractiveness：a monozygotic co-twin comparison. J Pers Soc Psychol. 1999；76 (1)：151-158.

22) Simpson JA, et al. Fluctuating asymmetry, sociosexuality, and intrasexual competitive tactics. J Pers Soc Psychol. 1999；76 (1)：159-172.

23) Pound N, et al. Facial fluctuating asymmetry is not associated with childhood ill-health in a large British cohort study. Proc Biol Sci. 2014；281 (1792)：

24) Fuente del Campo A. Beauty：who sets the standards？ Aesthet Surg J. 2002；22

（3）：267-268.
25）D・フライ，吉岡健二郎訳．比較芸術学．創文社，1961.
26）Lindell AK. Consistently showing your best side？ Intra-individual consistency in #selfie pose orientation. Front Psychol. 2017；8：246.
27）Blackburn K, Schirillo J. Emotive hemispheric differences measured in real-life portraits using pupil diameter and subjective aesthetic preferences. Exp Brain Res. 2012；219（4）：447-455.
28）山口　晃．ヘンな日本美術史．祥伝社，2012.
29）Berlyne DE. Structure and direction in thinking. Wiley, 1965.
30）三浦佳代．心理学入門コース；知覚と感性の心理学．岩波書店，2007.

16. 魅力について

　顔から形成される印象のなかで，最も集中的に検討されているが魅力である．どの顔が魅力的であるかという判断には，文化や年齢，性別を越えた普遍性がることが明らかにされてきた．そしてこれまでに，特定の形態的特徴（平均性，左右対称性）が高い評価に寄与することが示されてきた[1]．

　気持ちに余裕がなく幸福感を感じられないとき，人の脳はストレス状態に陥る．そうなると，ホルモン分泌の乱れや免疫力の低下が起こりやすくなり，肌の不調を感じやすくなる．また，不満や不安がある人は表情も険しくなる．逆に幸福を感じている人，気持ちが満たされている人は，その余裕が表情に反映される．幸福を感じられない人は「美」を遠ざけやすくなり，幸福であれば「美」を得やすい傾向がある．年を重ねれば，肌や表情にその人の「生きかた」があらわれてくる．「幸福」に関しても同様である．年を重ねるごとに知恵がつき，経験が増え，自分で幸福を作れるようになってくる．年を重ねれば重ねるほど，「美」や「幸福」は，自分で作っていけるものに変わってくる．年々，前向きな気持ちで「美」や「幸福」に向かうことが大切になってくる[2]．

　ストレス回避には，他人と接しているときは，特に自己開示力（自分のことを自然体でオープンにできること）が重要となる．自己開示は緊張感を和らげたり，心理的な距離を縮める対話スキルでもある[3]．「打ち解けるスキル」のことであり，ストレスを対処しようと自分自身に働きかける「ストレス・コーピング」を実施することも重要となる．

　ストレス・コーピングとは，ストレス要因や，それがもたらす感情に働きかけて，ストレスを除去したり緩和したりすることであり，学校や企業でのメンタルヘルス対策で注目されている．具体的には，ストレス要因に働きかける問題焦点型と，ストレス要因がもたらす感情に働きか

ける情動焦点型の2つに大別される．前者では，ストレスを引き起こす状況を問題としてとらえ，それに対して最善と思われる解決策を実行することで，状況そのものを変えようとする．後者では，ストレス要因がもたらす不快な感情を軽減するため，気晴らしをしたり，物事のいい側面を見るようにしたりする．ただし，前者は解決可能な問題に対するものに限られており，解決が困難または不可能である問題に直面しているときは，後者を選ぶことになる[4]．

「真」に美しい人は，外面的な美しさ以上に内面的な美しさが自然に現れているからであろう．内面が美しければ，その人全体から気品がかもし出され，それは外面的な欠点をも大きくカバーすることになる．あるいは，他人を外面にはあまり気に留めなくさせる力，つまり魅力が備わっているともいえる．美しさの要素は外面と内面ともにあるが，究極的には全体からにじみでる心の美しさが最も大切な要素となる．それは，「心の美しさ」が「気品」という「美しさ」をつくるからである．にじみ出る美しさは，良い「癖」からつくられ，それは潜在意識にどのように「記憶」していくか，ということとつながる．良い思考，言葉，行為・振る舞いを何度も考えることで，潜在意識にその考えが定着し，自然と現れるようになってくる．このようにして「癖」がつくられるのは，仏教でいう三業（身業，口業，意業）という内容に近い[5]．人の行為経験は，いかなるものでもそのまま消滅することなく必ずその余力を残し，それは知能・性格などの素質として保存・蓄積される．

アファメーション（自己肯定）とは，「自分に自信をつける心理学の方法」である．自己肯定感がある状態だと，周りに流されたり左右されることはなく，自分の信念に従って目標や夢に近づいていくことができる．自己肯定感の高い人は，自分の行動や考えに自信をもっている．反対に，自己否定感は自分自身のことを大切に感じられず，「自分はダメだ」「自分は最低だ」「自分はできない」などといった思い込みがある状態である．日本人はこの自己否定感が強い人が多いようである．

自己肯定感を高めるために，大切なことややるべきことがたくさんあ

るなかで，自分自身に対する「肯定的な宣言」は重要である．人は誰の言葉を一番多く聞いているかというと，まぎれもなく「自分自身」の言葉であろう．日常，無意識的に自分にネガティブで否定的な思考を多く使っていて，それが癖になってしまうと強い自己否定に繋がってしまう．このように自己肯定感の低い状態が続いてしまっている場合，意識的に肯定的な思考を毎日続けることで，少しずつ自信がもてるようになったり，ポジティブな気持ちになったり，幸せを感じやすくなったりするのである[6]．

　さて，美とか魅力をどのように認知しているか，あるいは美と魅力の関係等を考えるのは大切である．人間の顔や動物の身体は，生物学的には本来対称になるように作られており，対称性が高い顔や身体が好まれるというのは進化論的に妥当であると主張されている．動物行動学では，繁殖のための相手選びに体の対称性が重要な役割を果たしていると主張している．顔の魅力についても同様の議論がなされており，顔および顔以外の対象として幾何学図形，模様，動物，昆虫などを選び，魅力度ならびに美しさを評定させる心理実験[7,8]を行った．動物や昆虫については，ある程度の非対称性があっても許容され高い評価値を示していた．つまり，対称性が常に魅力を決定する最大の要因となるわけではなく，また魅力と美しさの評価は必ずしも一致するわけではないことが明らかとなる．魅力・美とも鼻の変形した顔が，対称顔より高い評定値を示した．つまり，鼻の表情は強い．顔に関しては従来の結果と同様に目の要因が，対称性より評定に及ぼす影響が大きい結果を示した．

　尾田[9]は，魅力を規定する常識的な要因に疑問を提示した．ギリシャのパルテノン神殿は黄金比からなっていると一般には認められているが，対象が変わっても美的な比率は維持されるのであろうか．そのような観点から，顔の比率について検討した．顔の美しさについての議論では研究者の違いにより，「美しさ」「魅力」あるいは「好ましさ」などの用語が用いられている[10]．美を規定する三つの要素として，従来より黄金比（あるいは，アスペクト比），対称性，そして平均性があげられてい

る．結論から言って，尾田[9]は，パルテノン神殿で認められた黄金比は顔の場合の最適な比率として，必ずしも一致していないとしている．

対称性と魅力の関係については多くの研究[11]がなされ，対称性を魅力の要因として考えない場合もあるが，対称性が高い顔が低い顔より魅力度も高いという結論である．第三の要素である平均性ついても，魅力度との関係を研究した結果[12]，必ずしも平均性が高いことが魅力度が高いことと一致していないと結論されている．

人間にとって顔とは何かと言う疑問を，心理学からみた容貌の影響としてブルら[13]は言及した．人間は，男女を問わず，自分が生まれもった容姿によって，必ず性格形成または社会的立場に影響を受ける．人間は，その人の生まれつきの「容姿のタイプ」によって性格や能力を判断される．また，外見から判断され，特定の役割を期待されることを幼少期から積み重ねることによって，性格のうち，後天的に形成される部分がある程度影響され，人格そのものが変化するということも，十分にありうる．容貌は，私たちの自己像，他人への認識，そして社会生活に何らかの影響を与えることになる．容姿が他人に与える印象は，多岐にわたる因子によって規定される．たとえば，童顔であるとか大人顔であるかということによって，内面の成熟度が判断されたり，体重の多い少ないによって包容力を判断されたり，身長の高低によって信頼感が判断されたりといったことは，誰もが容易に予測できるだろう．

最終的には，これらを含めた多数の要因によって規定されるその人の「魅力度」が社会生活に与える影響は，実のところはかりしれない．一般には，魅力度が高い方が有利であり，魅力度が低い方が不利となるのだろうが，物事はそんなに簡単ではない．魅力度のレベル，魅力度の性質，社会的状況などが複雑にからみあって，有利不利は変わるのだと筆者は考える．たとえば，女性の場合「美人である」ということは性的な対象としては好ましい要因かもしれないが，職業上の理由では，ときによっては「信用ならない」「頭が悪い」といった印象を男性に与えることもある．ある意味，男性は「美人が嫌い」といえるのかもしれないし，

もっと正確に言うと「美人は信用できない」「美人は中身がない」という場合もあるのだろう．外見の重要性を認識し，それをコントロールしているのが女性であり，一方，外見の重要性への認識が薄いためにそれにコントロールされているのが男性である傾向がある．

　以上見てきたように，顔あるいはその人物の魅力性というのは，美を規定していた三要素（黄金比，対称性，平均性）だけでは説明しきれないことが判明した．これに続く章で，徐々に考えを進めていこう．

文献

1) 高橋　翠．リスクマネジメントとしての顔認知．東京大学大学院教育研究科紀要．2013；53：143-150.

2) Byrne R. The secret. Atria books, 2006.

3) 大野　裕．人間関係のストレスに負けない　気分転換のコツ．きずな出版，2017.

4) 田中ウルヴェ京．コーピングの教科書．インデックス・コミュニケーションズ，2008.

5) 三業（さんごう）とは．五明山源信寺（http://genshinji.jp/sermonstory/1667.html）.

6) Cohen GL, Sherman DK. The psychology of change：self-affirmation and social psychological intervention. Annu Rev Psychol. 2014；65：333-371.

7) 尾田政臣．対称性と魅力・美しさの関係．日本認知心理学会第6回大会，2008.

8) M.ベンゼ，草深幸司訳．情報美学入門　基礎と応用．勁草書房，1997.

9) 尾田政臣．魅力を規定する常識的な要因を疑う（http://www.ritsumei.ac.jp/acd/cg/lt/rb/636/636PDF/oda2.pdf）.

10) 光廣可奈子，尾田政臣．顔の美しさ・好ましさ・魅力の評価の比較．日本心理学会第77回大会．2013；616.

11) Thornhill R, Gangestad SW. Facial attractiveness. Trends Cogn Sci. 1999；3（12）：452-460.

12) DeBruine LM, et al. Dissociating averageness and attractiveness：attractive faces are not always average. J Exp Psychol Hum Percept Perform. 2007；33（6）：1420-1430.

13) レイ・ブル，ニコラス・ラムゼイ，仁平義明訳．人間にとって顔とは何か　心理学からみた容貌の影響．講談社，1995.

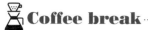
Coffee break

情報過多消化不良症候群

　匿名同様に匿顔で不特定多数の他人とコミュニケーションが可能なSNSツールのような，自己顕示欲の強い人々にピッタリな情報送受の仕組みがある．また，流される情報の速度に比して，解釈・理解・咀嚼を含めた脳の対応の遅れからくる諸問題も出てきている．このようななか，見る影像（本書でいえば見る顔）の時代から，確実に見せる映像（顔）の時代に移行しているのが現代であろう．

　物理学のエントロピーは「乱雑さ」とも訳され，物質やエネルギーの局在（偏り）の度合いを表し，自然界でのエントロピーは系全体としては減少することなく，時間とともに常に増加を続けている（これを物理学の「熱力学第2法則」と呼ぶ）．情報科学の祖と言われるシャノンが1948年に考案し，その後の情報科学の発展に大きく寄与した概念に，情報エントロピー[1]がある．情報科学ではこのエントロピーを「事象の不確かさ」としてとらえ，ある情報による不確かさの減少分がその情報の「情報量」であると考える．つまり，その情報源がどれだけ情報を出しているかを測る尺度と考えられ，情報を受け取る前後の不確かさの相対値を意味して，具体的には「乱雑さ」「不規則さ」「曖昧さ」などといった概念を指すことになる．

　それを信じる，信じないにかかわらず流されるフェイクな情報，その環境のなかでのみ快さを感じる閉じたコミュニティ内で飛び交う情報，あるいは快く感じる内容だけが受信される情報，成否の判断をする暇なく一方的に入ってくる情報，受け売り内容を十分に咀嚼されないままに発信される情報，無責任に発信される二次的情報などが交錯する，情報過多の現代社会である．「情報は大切」とよく言われるが，ほとんどの情報は「情抜き」で伝えられてくるのが問題だ，と指摘されてもいる．次々と難しい事実は伝えられてくるのだが，それに伴う感情抜きなの

.... Coffee break

で，大変なことを聞いても平気になったりする現象である．これは人間にとっても実に重大な問題である．

「想定外の津波」「30年に一度あるかないかの豪雨」が原因で，多大の天災と人災が発生している事実などはこの良い例である．特に日本は歴史的に，想定外のことや，ないはずのことを想像するのは苦手である．しかし，一度痛い目にあったら二度とあわないよう改善することは非常に得意な，改善大国であるともいわれている．このように，さまざまな危険度をもった異なる質と量の情報が無防備に，そして準備なく押し寄せてくる現代である．それであっても，われわれは目前の目標や自らの生存とは直接関係しない情報を無視することができる精神的フィルター（感情の量の調整）機能（これを通常，認知的抑制機能[2] という）を具備している．しかし，この機能が脆弱だとすると，フィルターで濾過されることがなく，情報が垂れ流し状態で意識に登ってくる．そうなると，情報の受信装置である脳には膨大な量の信号が感覚器官（主に五感）を介して入ってくる．これらすべてに注意を払っていては，わけがわからなくなってしまうし，おそらく情報の理解とか整理はほとんどできなくなる．そこで脳には，前述の精神的なフィルター装置が必要なのであり，そのおかげで脳での大半の情報処理は意識せずにすんでいる．このフィルターの働きが弱まっている状態を，「認知的脱抑制」[3] という．

いずれにしても，情報は精神にとって外部から摂取する栄養である．過去の人類の全歴史を顧みると，人々が少ない情報をいかに巧みに活用してきたかということは自明である．さらに，情報量が現代に比べて圧倒的に少なかった時代ですら，先人の取った聡明な結論などを知ると，人間の脳は少ない情報量を最大限に活用できるように進化してきたと言える．記憶容量が大きいのに出力が小さいという脳の特徴は，一時に大量の情報を処理することはできないが，少ない情報を貯め込み活用するのには向いていることを示唆している．そして，脳の遺伝子のそれほど大きな変化が生じていないとすると，その生理的なメカニズムは現在でも基本的に変わっていないことになる．

それなのに，フィルター機能の低下，判断力の低下，情の欠けた情報の氾濫などで，情報過多によるあらゆる合併症（思考能力低下，常識を逸した言動など）に現代人は悩まされている．これは，糖尿病（膵臓インスリン機能低下症）あるいは糖尿病合併症に類似した現象である．人体は，少ない栄養（血糖）をうまく利用する仕組みを具備しているが，多すぎる栄養を捨てるメカニズムは残念ながら備えていない．従来，食事に使用されていなかった，いわゆる塩分，甘いもの，油っぽい食べ物を求める「嗜好」へと食生活も進化してきたが，これが皮肉を招くことになる．今や，人々は飽食の時代を迎え，摂取する栄養の量は爆発的に増大した．人体の仕組みと摂取栄養量とのミスマッチから生まれた病気が糖尿病である．この点，人間は何も学んでおらず，自分の「好きなもの」で体を壊すことを繰り返してもいる．このような状態との類似性を認め，情報過多による諸々の弊害を，情報糖尿病なる語で提案されてもいる[4]．

　言うまでもなく，糖尿病そのものも重篤な病ではあるが，さらに危険なのが，糖尿病からの合併症（三大合併症といわれる，糖尿病網膜症，糖尿病神経障害，糖尿病腎症）であることは，周知のとおりである．今日，糖尿病を引き起こしている疾患感受性遺伝子も，かつては飢餓を乗り切るために役立っていた．上述したように，われわれの食べ物に対する「嗜好」についても，同様のことがいえる．これらの「嗜好」は，いまやあまりに労なく満たされてしまうために，高血圧と糖尿病の原因となっているが，かつては貴重な栄養分を求めるように導いてくれる働きをしていたのである．進化が招いた皮肉である[5]．

　最近の若者層を見ていると，個性の均一性を思わせる．「皆と同じ個性」が一番，快いのであろうか？　しかし，これは明らかに撞着語法であり，「丸い四角」とか，「賢明な愚者」や「明るい闇」など，通常は互いに矛盾していると考えられる複数の表現を，一つの表現に含んでしまう語法である．他人に弄られても良いから，個性をしっかりともってほしいと思う．医療分野，特に歯科関係において，一般歯科医は完全にオー

.... Coffee break

バーサプライである．誰が言い始めたかわからないが，過激な生存競争に勝てない組，勝ち残っている組が区別視されているようである．

ここで，自然体で受け入れるべき社会の多様性を暗に示した話があるので紹介して，短いブレークを終えよう．横川和夫に『もうひとつの道』[6]という著作がある．そのなかで，アリの社会はよく働くアリと，普通に働くアリと，働かないアリが6：3：1の割合で構成されている，と述べている．実験的に働かないアリを排除したら，残りのアリ達がちゃんと6：3：1に再配分され，働かないアリが必ず出てくる．これを読んで，大昔のテレビ番組「良い子，悪い子，普通の子」を思い出した．つまり，「悪い子」というのは，元来は固体のもっている本質的な性質でなく，社会心理や社会行動学で自然に形成されるもののようである．そして，この「悪い子」の存在感をアリの社会では認めているところが，すごいと思った．逆に，人間社会では，「悪い子」を排除してしまうので，良い社会的なバランスが保たれず，諸々の弊害が出てくるのではないかとも思う．

長谷川[7]も，働かないアリに意義を認めている．働きアリのうち，よく働く2割のアリが8割の食料を集めてくる．働きアリのうち，本当に働いているのは全体の8割で，残りの2割のアリはサボっている．よく働いているアリと，普通に働いている（ときどきサボっている）アリと，常時サボっているアリの割合は，2：6：2になるとしている．よく働いているアリ2割を間引くと，残りの8割の中の2割がよく働くアリになり，全体としてはまた2：6：2の再分担になる．よく働いているアリだけを集めても，一部がサボりはじめ，やはり2：6：2に分かれる．サボっているアリだけを集めると，一部が働きだし，やはり2：6：2に分かれる．

ここで言う「アリ」は「人間」に，『アリのコロニー』は会社や組織など「人間のコミュニティ」にたとえられる．ここで言うサボっているのを言いかえれば，予備部隊（交代部隊）や独立要因に当てはまる．プロ集団の典型である医院でも，すべてのメンバーが同じ意識で共に働くとい

うことは，価値観が多様化され，個人の権利が必要以上に強調されてきている現在社会では難しいのであろうが，「悪い子」は根は「悪くない」事実を，皆が共有することから始めることが必要であろう．

文献

1) クロード・E.シャノン，ワレン・ウィーバー，植松友彦訳．通信の数学的理論．筑摩書房，2009．
2) 村上和雄．脳は生涯にわたり発達し続ける．正論．産経新聞，2014.9.26．
3) 三村　將．社会的行動障害への介入法-精神医学的観点からの整理-．高次脳機能研究．2009；29(1)：26-33．
4) 吉永良正．ひらめきはどこから来るのか．草思社，2004．
5) ジャレド・ダイアモンド．倉骨　彰訳．昨日までの世界．草思社，2013．
6) 横川和夫．もうひとつの道　競争から共生へ．共同通信社，1999．
7) 長谷川英祐．働かないアリに意義がある．メディアファクトリー．2010．

17. 食と美

　長年頭にこびり付いているフレーズ "You are what you eat." がある．これの解釈に合わせ，最近 "You are how you eat." と "You are why you eat." のフレーズにまで，思考が進んできている．ここまでは顔の美を外側から考えてきたが，ここでは主に内なる整えの反映として捉えてみる．

　"You are what you eat.（あなたはあなたの食べたものから成っている）" という言葉は，なかなか興味深い言葉である．「食べ物がそのままあなたになるのだから，健康面に気を使いなさい」といった意味であるが，もっと根源的に「自分とは何か」という質問に対する答えを提供しているとも読める．どのような食事内容で，どのような食べ方をするかを見ていると，ある程度人柄や生き方も推測できる．人は食事内容によっては健康にも不健康にもなりうる．今食べているものが，明日の自分の身体を作るということを頭の片隅に置いておけば，不摂生な食事生活を改善できると思う．

　続いて，"You are how you eat." は心の身だしなみにつながり，食事をとっているときのその人の品性が出る．"You are why you eat." は食の習慣づけで，体が自然と良質の食を欲しくなる経験につながると解釈できる．「衣食足りて礼節を知る」は，異を唱える余地のない説明力をもつ言葉である．衣服や食糧といった生きるために必要なものが十分になって初めて，礼儀や節度といった社会の秩序を保つための作法・行動を期待することができるようになる．生きるためには体裁にこだわっている場合ではない．誰かに礼節を求めるならば，まず生活を豊かにさせることが必要である．生活が満ち足りたならば，作法や行儀というものにも配慮すべきである．衣服と食物は，生活をするうえでの根本であるから，それらが満たされることによって心にもゆとりができ，礼儀を知

ることができるものだということ[1]であろう．

　食の美学に関する書き物が散在する．アメリカ随一の食文学作家フィッシャー[2]が食について，男は「知的遊び」として語り，女は「生きていく情熱」として綴る，と言及した．私たちが美食を楽しむ行為のなかには，食の文化を構成しているさまざまなシツライやモテナシ，さらにメッセージの美が含まれており，食の美学の以外に，盛りつけの美学，しつらいの美学そして，「うまさ」を含めた美味の表現にも言及している[3]．

　一般に，男性は温かい食事を好むのに対して，女性は軽い食事を好むと言われる．それは，男性は他人が料理したものを食べることが多く，そうした温かい食べ物を食べると，気遣われている気分になるからとの説明している．食文化とは，「私たちが何をどのように食べるのか，なぜ，どんな環境のもとで食べるのか」を規定するパターンのことである[4,5]．

　外から整える顔の美は，外科的にもあるいは簡単な形成的にも成就可能であるが，内からの顔の美の影響する大切なことを忘れている人が多いのに驚く．内面の変化で顔の美に影響するのは，二つの要因があり，もちろん心の問題が想起されるが，もう一つは日常的にあまりにも常套化しているため気に留めていない食の質の問題である．心と体の健康は，食事が基本である．マズローの欲求階層説[6]によると，人間の欲求段階は① 生理的欲求，② 安全欲求，③ 愛情と所属の欲求，④ 社会的承認欲求，⑤ 自己実現の欲求の順となり，"食欲"は生理的欲求として一番最初に満たされるべき欲求として理解できる．そのため，心の安定や豊かさの第一歩に"食"は大きく関係し，"食"の楽しみ方によって満たされ度合いも変わってくる．

　「食べる」という無防備さが，心身をリラックスさせる．われわれは食べるときに消化器系をフル稼働させ，その消化器系を動かすために副交感神経が働く．この副交感神経は心の安定やリラックスを導き出す神経である．そして，食べるときに口を開くことは非常に無防備な状態を

表現している．忙しい日常のなか，限られた時間や空間で無防備な自分をさらけ出している時間帯である．

　食べた物は，まず歯により口腔内で噛まれて細かくされ，食道・胃で，食道のぜん動運動により数秒で胃に送られ，約3〜6時間かけて胃液を混ぜながらドロドロ状態になる．胃からきた食べ物は胃酸で強い酸性になっているため，小腸の始まりの部分である十二指腸でアルカリ性の粘液を出して中和し，膵臓や肝臓からの消化液で分解され，さらにその先では腸液で約4〜6時間かけ，もっと小さい形に分解され，栄養素と水分の約80％が吸収される．最終段階である大腸では食べ物の残りかすに含まれる水分を吸収し固まり，約15〜40時間とどまる．

　食に関する新しい動きや，再確認されている運動もある．食品には病気予防や老化防止の助けになる成分が微量ながらいろいろと含まれており，これらを抽出して効果的に摂取できるように開発されたものが，一般的に機能性食品とされる[7]．あるいは，ファースト・フードやドリンクに害されている人々と，健康志向の高い人々との間に見られる「健康格差」を，「食」の知識と選択する力を習得し，健全な食生活を実践することができる人間を育てることを目的とした「食育」がある[8]．

　中国では紀元前600年の昔から，4種の専門医と呼ばれる医者（食医，病医，瘍医，獣医）がおり，食医は栄養管理と食事療法を担当する医者であったそうである．さらに，日頃からバランスの取れたおいしい食事をとることで病気を予防し，治療しようとする考え方の「医食同源」がある[9]．そもそも「医食同源」という言葉は"薬と食物は源が同じ"という意味である．したがって，「薬食同源」とも言われており，健康はまさに"食べる"ことにその基礎をおくという自然医学である．

　フランスの諺に「チーズのない食事は握りしめない握手のようものである」とあるが，おおよそのものには標準があるが味覚には標準がなく，各家庭の歴史のよって培われた味の伝統があり，そこだけの固有のものである[10]．6種類の味覚（甘味，塩味，酸味，苦味，旨味，無味）のうち，とりわけ「旨味」だけは日本食固有の性質がある[11,12]．

157

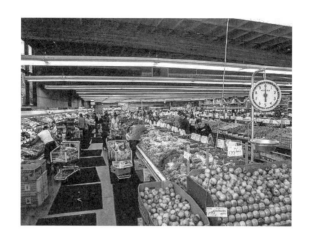

　以上見てきたように，バランスの良い食事をとるように心がけることが，すべての基礎になるように思われる．決して強制はしないが，筆者が30年来続けている健康食事法がある．そのためか，体重の変動はプラスマイナス数kg以内を保っている．守っているいることは簡単なことであり，それは「1週間，30食材ルール健康法」である．少し説明しよう．ルールは1週間を通じて30の異なる食材を採取する！　簡単であると思うのが普通であるが，これが結構難しいのである．食材を探しに，スーパーに一歩踏み入れれば，パッと目の前にもうすでに30種を超えようとする野菜類が目に飛び込んでくる．好き嫌いを考えても，すでに30食材の半分くらいはカバーできると，誰でも思うのが当然である．

　しかし，「1週間30食材ルール」をもう少し詳しく説明すると，今日のランチのサンドイッチに入れたトマトは，昨日の夕食で食べたパスタのソースに使ったトマトと同じ食材なので，トマトとしてカウント1(one)になる．塩，胡椒などの調味料ももちろん数えていい．

　たとえば，月曜日から食材日記をつけたとすると，木曜日あたりまではご機嫌なペースで20種あるいは，25種近くになる人がかなりいる．そのような人たちは，まだ3日あるので容易に30食材は達成できると思う．当然である．しかし，ここからなかなか30食材には届かない．一

度，試しに週間食材日記をつけてみてほしい．驚くほど少ない食材種で，胃を満たしていることがわかる．このルールにチャレンジしていくうちに，週間30食材が達成できるようになる．これができると何が起こるかというと，メタボリック・メモリーが働いて，自然に自分の身体に何が欠乏しているかを教えてくれるので，それを食べたくなる．加えて，主食の種類が続かなくなるので，必然的に副食の種類も毎日変わり，結果としてより良いバランスの取れた食事をするようにもなる．

はたして，これで「美」を獲得できたとは思えないが，少なくとも心の安定とバランスの良い思考の基となっていると，自負している．まさしく"You are what you eat."である．

文献

1) 松里雪子．味なるもの（その2）-「食の美学」試論-．盛岡大学短期大学部紀要．1992；2：101-117.

2) M.F.K.フィッシャー，本間千枝子，種田幸子訳．食の美学．阪急コミュニケーションズ，1986.

3) 熊倉功夫，石毛直道編．食の美学．ドメス出版，1991.

4) エイミー・グプティルほか，伊藤 茂訳．食の社会学 パラドクスから考える．NTT出版，2017.

5) 津川友介．世界一シンプルで科学的に証明された究極の食事．東洋経済新報社，2018.

6) A.H.マズロー，小口忠彦訳．人間性の心理学 モチベーションとパーソナリティ．産業能率大学出版部，1987.

7) 今井伸二郎．機能性食品学．コロナ社，2017.

8) 牧田善二．医者が教える 食事術．ダイヤモンド社，2018.

9) 岡 希太郎．医食同源のすすめ 死ぬまで元気でいたいなら．医薬経済社，2011.

10) ブリア＝サヴァラン，関根秀雄，戸部松実訳．美味礼讃．岩波書店，1967.

11) 山口静子監修．うま味の文化・UMAMIの科学．丸善，1999.

12) 伏木 亨．うま味の秘密 和食文化ブックレット7．思文閣出版，2017.

18. 顔魅力

　魅という字の成り立ちを見ると，とても悍ましい感じがするが，「何か気になる」程度のニュアンスであれば，英語のattractivenessと単純に意味がわかる．人には，自分が誰かから見られているということを意識することによって初めて，自分の行動をなしうるというところがある．

　身体的魅力は，性別を問わず，異性との相互作用から種々の社会的場，あるいは個人の精神的健康に至るまで，心理社会生活の多様な場面に概してポジティブな効果をもち，顔は全身評価に対して重要な要素である．したがって古くから，外見が魅力的な人は良い人格を備えると見られ[1]，さらに社会的な評価も受けやすい[2]．男性顔における雄性化・雌性化の魅力あるいは性格印象に及ぼす影響を検討するために，モーフィング処理によって男性・女性それぞれの平均顔を作成し，男性の平均顔に，それぞれ男らしさと女らしさを加え，被験者は男性的な顔と女性的な顔に対する魅力度，および性格印象をそれぞれ評定した結果，女性的な顔は魅力的であり，「外向性」と「誠実性」「調和性」の因子でも高い評定を示した報告がある[3,4]．

　男性が女性の外見的魅力を重視することを人は経験的に知っているし，実験によっても確認されている．これは世界規模の調査においても共通しているので，文化の違いではなく生物学的なものである．顔から形成される印象のなかでも最も集中的に検討されているが魅力である．どの顔が魅力的であるかという判断には，文化や年齢，性別を越えた普遍性があることが明らかにされてきた．そしてこれまでに，特定の形態的特徴が高い評価に寄与することが示されてきた[5]．

　顔は個人を識別する重要な手がかりであり，その形態的特徴は見る者に大きな影響を与える．その内容は多様であるが，パーソナリティ，男

女性，成熟さ，社会的地位などを伝える．それは，決して「形態」自体に由来するわけではなく，その社会的な文化，状況，当該の対人関係などによって相対的な影響を受けるものと言える．時代や国の違いに応じて，魅力的，美人として賞される人の顔の特徴は必ずしも普遍的ではなく，個人によっても魅力の対象が異なるところに見る者の要因が大きく作用する．歴史的にはその時代に推賞された人物の絵画や写真などを通じて，その一端をうかがうことはできる[6]．

女性の外見魅力について，その有力な手がかりとなるのが，顔であると考えられる．具体的にはどのような顔の女性が魅力的であるのか，顔の魅力ついて，カニングハム[7]は顔の詳細な構造特徴と対人魅力の関係を検討し，以下の3つの魅力の手がかりを明らかにしていた．

　① 幼児性の特徴…大きな目，小さな鼻，小さな顎，目と目の間隔など
　② 成熟の特徴…高い頬骨，狭い頬など
　③ 表現力の特徴…眉毛の位置の高さ，大きな瞳，微笑など
　である．

多くの研究のなかで，顔の美しさ，好ましさ，魅力と言う評価は，互いに強い意味的関連のある評価項目として扱われている．しかしながら日常生活のなかでは，「美しいけれど好きではない」「魅力的ではあるが好ましくない」という評価が存在するのも事実である．このように，顔も美しさ，好ましさ，魅力の評価は，必ずしも同じ意味をもつとはかぎらないにもかかわらず，これら3つの評価項目（顔の美しさ，好ましさ，魅力）の違いについて，十分な検討がない事実を背景として，光廣ら[8]は検討を行った．結果によると，3つの評価項目を区別している群と区別していない群が存在し，区別している群にとって美しさは好ましさや魅力とは異なる性質をもつ評価である可能性があり，その違いをもたらす要素の一つに，顔全体の情報（バランス，対称性）を利用する程度に違いがあげられる．また，両群を比較した場合においても，顔全体の情報を利用する程度に違いが見られ，それぞれの群で顔の見方が異なる可能性が示された．各評価項目において，顔全体の情報がどの程度利用さ

れているかに加えて，顔全体の情報が評価を行う際どのように利用されているのかを検討することにより，顔の美しさ，好ましさ，魅力の評価の違いをさらに明らかにできるとしいる[8].

　顔の魅力を評価する形態的特徴として，以下に見るように，平均性，対称性，幼児性，性ホルモン・マーカーの主たる要素がある．これら以外に，肌の状況，あるいは非言語コミュニケーションに関わる要因などの認知的判断要素，感情的状態との重要な関連性が指摘されている[9].

　まず平均性であるが，顔写真を重ねあわせていくと，顔の輪郭や各パーツが平均的な大きさや配置になり，極端な特徴をもっていない顔となる．心理学的には，このような平均的な顔はよく目にする顔であると認識されるため，単純接触効果によって好意をもちやすくなる．生物学的に見ても，顔が平均から大きくずれているというのは，何らかの異常を知らせるシグナルであると判断されやすいため，好意をもちにくいとされている[7,8,10]．現に，心理学者のカニングハムの行った分析[11]は，一般女性20人と，美人コンテストに出た経歴のある女性20人のそれぞれの平均顔を作ってみたところ，後者のほうがあきらかに魅力的だったとの結果を示し，美人顔の定義を「平均顔よりも，顔と鼻が小さく，目と口が大きく，顎が鋭く尖っている」とした．

　たしかに，人は基本的に平均を好むという心理的傾向があり，そのため極端なもの，たとえば非常に美人な人，顔立ちが極端にマイナスな人を避けて，普通の顔立ちを選ぶ傾向が多い．これを「極端性回避傾向」[12]と呼ぶ．

　次の対称性は，平均化と関連する部分があり，顔を平均化すると顔の左右がより対称的になることを意味する．このような対称性は，現在と過去の健康状態を反映する手がかりであるとされている．特に，成長過程で有害な物質にさらされず，十分な栄養状態であったことを示す指標とされる．また，顔や身体の対称性は免疫機能との対応関係にあり，健康度が高い，知能が高い，寄生虫に対する耐性が強いなどのことが示されている[13].

実験においても左右の対称性が高い顔は，より魅力的であると判断されやすいことが明らかになっている．ただし，顔の左右を対称にしただけでは平均性による効果よりも魅力度の上昇率が小さいことから，積極的に選ばれるというよりは著しく損なわれていることに対する回避である可能性も指摘されている．男女を問わず，左右の対称性が高い顔は異性にとって魅力的に映ることが，過去の研究で明らかにされ，進化心理学の分野では，その理由として「良い遺伝子」説が支持されてきた[13,14]．しかし，ホネコップら[15]は早くから対称性と魅力との相関性に疑問視しており，さらにパウンドらもこの説に疑問を呈し[16]，15歳のイギリス人男女4,732人（男性2,226人，女性2,506人）を対象に行われた研究の結果，顔の対称性と健康状態に関連性は認められなかった．

　左右対称性と心の問題であるが，生来，顔が左右非対称の人は，ときと場面により左右対称の顔を作れないが，逆に生来，左右対称の顔をもっている人は，場合に合わせて左右非対称の顔を作れて，そうする意味と意義を上手に誇張できる．情緒的な表情は左右対称的で，意識的・意図的な表情は左右非対称になる．こういった表情は習慣になり，年齢を重ねると顔の皺として固定される．同じ中年期にある人でも，円満な人生を送ってきた人の顔の皺は左右対称的であるが，厳しい人間関係に身を置いてきた人の場合は非対称的なことが多い．

　さらに性的二型性をみていこう．顔の性的二型性と美しさの関係については，女性顔においてはその効果は一貫している．性的二型（sexual dimorphism）とは，生物における多型現象の一つで，性別によって個体の形質が異なる現象を指し，生殖器以外に雌雄の差をはっきり区別できるものをさす．その現れ方にはさまざまなものがあり，体格や体全体の構造が異なる場合もあれば，どちらかに特殊な構造が出現する場合もある．また，両者の運動能力に分化が見られる場合もある[17]．女性顔は女性的であるほど魅力を増すことが知られており[18]，魅力的であると判断される顔の遺伝的表現型をコンピュータ上でシミュレートして作成すると，小さな顎や小さな顔下部，ふっくらした唇など，平均的な顔よりも

女性性が強められる[19].

　これに対し，男性性と魅力との関連は明確ではない．たとえば，男女の顔貌の性差を連続体としてとらえた研究では，むしろ女性的な男性顔が好まれることが示されている[20]．この女性的な男性顔への好みは，温厚で誠実であまり支配的でなく，協力的で良い親になりそうというような，性格的特性の知覚を反映しているのではないかと考えられている．しかしその一方で，通常の顔を使った研究では男性性の評価と魅力との間には，正の相関がある[21]．合成顔を用いた研究では，平均化の過程で肌のきめの粗さや角張った顎など，男性的特徴のいくつかが失われることから，男性顔においては平均性と男性的特徴のそれぞれが独立に魅力に影響している可能性が示唆されている[17,22].

　幼児性と魅力との関係も無視できない事柄である．女性の場合は思春期以降に女性ホルモンであるエストロゲンの作用によって，頬や唇が膨らみ，骨の成長が抑制され幼い容貌が維持される．性ホルモンは一般的に免疫機能を抑制するため，それに耐える免疫機能をもっている証拠でもある．女性の顔写真を重ねあわせて合成すると，顔の下半分が小さく目が大きいという幼い容貌が強調される．この幼形化によって魅力度が上がるのは女性だけであり，男性はより女性らしい女性を好むのである[23].

　なぜ幼形化によって魅力度が上がるのかというと，幼い顔というのは若さを表しており，男性は若い女性を求めるからである．若い女性を求めるのはいくつか理由があり，そのひとつは生殖能力の高さである．より多くの子孫を残すために生殖能力の高さは重要な意味をもつ．また，男性は生まれてくる子供が自分の子供なのかどうかを判断できないリスクをもっているため，性的な経験が少なく妊娠している可能性が少ない若い女性を好むのである．異なる年代の顔をモーフィング合成することで，顔の見掛けの年齢を操作できる．幼児的な顔の特徴は，かわいらしさを知覚させる解発刺激となることが知られている．

　吉田[24]は，高校生の顔を1歳代の乳児の平均顔と合成し，顔の魅力への影響を検討した．結果，刺激として用いた高校生の年代の顔に対し，

幼児的な顔特徴を加えても，顔の魅力を高めるとはいえないことがわかった．しかし，男性に限っては幼い女性の顔だちを好む傾向がある．その一方で，女性は幼い顔だちの男性を特に魅力的だとは評価しなかった．このような傾向は，顔の魅力判断に性選択的な要素が強く働いていることを示すものだと考えられ，結論として幼さを魅力的に感じる傾向は，男性が女性の顔に対して抱くものであり，逆に女性は男性顔の幼さを魅力としては感じない，とした．

　ホルモンの影響で男性らしさや女性らしさがつくられるので，顔の魅力に影響する要因にはホルモンが考えられる[25,26]．男性らしさや女性らしさは，それぞれの異性には重要な識別子として働くであろう．

　肌と顔魅力の関連性についての研究もある．若いうちの肌にはエネルギーが感じられる具体的な要素として，肌の潤いやハリ・弾力，透明感，そしてツヤがある．齢を重ねると肌から潤いがなくなり，ハリ・弾力がなくなり，透明感とツヤが失せると，肌からエネルギーが感じられなくなってくる．顔のなかで一番面積が広いのは肌であるので，見た目年齢は肌が決めるといっても過言ではない．もちろん，過剰なストレスも肌をサビさせる一因となる．ストレスを感じると，体の中で抗ストレスホルモンである副腎皮質ホルモンが合成される[27]．コルチゾールはこの副腎皮質ホルモンの一種で，副腎皮質ホルモンは合成される際に，ビタミンCやビタミンEを大量に消費する．ビタミンCやEは活性酸素から体を守ってくれる抗酸化作用があるが，ストレスを感じることでそれらが消費されるため，肌が酸化し老化する[27]．

　フィンクら[28]は100人のデータベースから，乱数的に選択した白人女性20名（18～25歳）を，自然な顔，化粧なし，装飾品なしの条件で選び，54人（平均年齢25歳）の白人男性による好み判定を実施した．結果として，肌の均一性とコントラスト特性は色彩要素と同様に刺激の顔から引き出され，男性による魅力判断では，肌の均一性と有意な相関があった．さらに肌のテクスチャは，生殖能力と健康のパラメータだと考えられ，肌のテクスチャは女性の顔の魅力に重要な役割を果たしていた[28]．

古くから，顔パーツと魅力との関係は研究されてきた[29,30]．カニング
ハムら[30]は，顔のパーツの大きさやパーツ間の物理的距離と魅力の関係
を研究し，多国籍の24人の顔刺激を用い，男性の被験者にそれぞれの
女性の魅力をランキングを提示させた結果，魅力と正の相関があったの
は，目の大きさ・鼻の小ささ・アゴの小ささといった幼児性，出っ張っ
た頬骨・狭い頬といった成熟した特徴，高い眉，大きな瞳孔，大きな笑
顔だった[7,30]．さらに，マッケルビー[31]は顔の特徴の変化の魅力判定へ
の効果を調べ，魅力は大きな目と小さな鼻と高い位置にある顔のパーツ
と関係する結果を得ている．

　顔の魅力という感性情報の判断に対して，加藤[32]は，顔のどのような
視覚情報が関わっているかについて，心理実験を行った．その結果，目
と眉の領域が重要なパーツであること，輪郭は内部特徴の魅力度が高い
場合には全体の魅力度に影響を与えるが示唆された．

　われわれは一瞬の間に相手の顔の魅力を判断できることが知られてい
る．三枝ら[33]は，判断に寄与する各パーツの重みは，顔画像が提示され
る時間の長さによって異なることを示し，提示時間が20ミリ秒と短い
場合には，目の魅力が全体の魅力に大きく寄与し，提示時間が100ミリ
秒，1000ミリ秒と伸びるにつれて，鼻や口の寄与が上昇することを示
した．さらに，顔全体の魅力度評価に対するパーツの寄与，およびパー
ツの寄与の提示時間に依存した変化における評価する側とされる側の性
別の組み合わせによる違いを検討した．女性顔の魅力評価において，女
性評価者の方がパーツの魅力度の影響を受けやすく，かつこの傾向は提
示時間が長いときに顕著であることが示唆された．この結果は，顔の視
覚情報処理のグローバル／ローカル優位性に関しては，男性はグローバ
ル情報，女性はローカル情報の処理に優位性を示すという報告[34]と一致
したとしている．

　顔には7つの穴が空いている．そのうち4つは奥深く空き放たれ，他
の1つは絶えず開閉されつつ大きな空洞をのぞかせており，穴という
より真一文字に走る裂け目とでもいうべき残りの2つは，さらに小さな硝

子質の穴を中央に配している．そして，人は最後の穴を「心の窓」と呼ぶ．「目に見えるものは，目に見える以上のことを語る」[35]のである．

　目は情報の取り入れ口である．人は目を見て，相手の情報を取り入れる．「口元は笑っているが，目は笑っていない」ことがある．この場合，人はその人の口元の表情よりも目の表情の方に意識が向いていると言える．初対面で相手を判断するときは，目を見て話をする人がほとんどではないだろうか．つまり，自分の目で相手の情報（表情や印象，服装，手ぶり，身振りなど）を取り入れ，それに対して何らかの判断を下し，フィードバックを相手にしている．視線を合わせることができない相手からは，情報を取り入れにくくなる[36]．これまでで見てきたように，目の存在が顔魅力に与える影響として，他の顔パーツを圧倒している．

　動物の身体は，生物学的には本来対称になるように作られており，対称性が高い顔や身体が好まれるというのは進化論的に妥当であると主張されている．これに対して，遺伝的および非遺伝的な性質をもつ対象についての選好性を調べ，対称性が選好される理由を，進化論的な要因だけでは説明できないことが明らかにされた[37]．さらに魅力は，左目が大きい顔が，顔の輪郭が対称でない顔より高い評定値を示し，美しさは左目が大きい顔が，左眉を下げた顔より高い値を示した．いずれも左目が大きい非対称顔が高い値を示し，従来の結果と同様に対称性より目の大きさの要因の効果が大きかった．魅力・美とも，鼻の変形した顔が，対称顔より高い評定値を示した[8]．

　顔の各パーツから形成される印象と顔全体から形成される印象との関連性において，輪郭と目から形成される印象が，顔全体から形成される印象と相対的に一致している．つまり，顔による印象形成には，目というパーツが重要な役割を果たしている[38]．大坊[39]は，他者の顔写真を呈示して，どの部位を優先的に認知するかを検討した．対象が男性の場合は，髪（34.5％），目（18.6％），眉（17.9％），鼻（9.7％），口・唇（9.7％），輪郭（8.8％），鼻（8.3％）となり，女性の場合は，髪（27.5％），目（15.2％），眉（12.3％），口・唇（9.7％），輪郭（8.8％），鼻（8.3％）とな

り，優先部位やその重みづけが対象の性別により微妙に異なるが，目が他者を判断する際の重要な部位であることがわかる．自分の顔を呈示して好きな部位，嫌いな部位を選択させた場合を選択させた場合，いずれも目（好き；32.2％，嫌い；26.0％）が突出し，髪は比率を下げている（好き；14.9％，嫌い；9.8％）．

これまでの社会心理学研究において，外見的魅力が高い人はさまざまな場面で好意的に，また高い評価をされることが明らかにされてきている．このような外見魅力の有力な手がかりとなるのが，顔であると考えられる．具体的にどのような顔が魅力的であるのかについて，カニングハムら[7]は，女性の顔の詳細な構造特徴と対人魅力の関係を検討し，以下の3つの魅力の手がかりを明らかにしている．魅力の手がかりの1つめが「幼児性」の特徴（大きな目，小さな鼻，小さな顎，目と目の間隔など），2つめが「成熟」の特徴（高い頬骨，狭い頬など），3つめが「表現力」の特徴（眉毛の位置の高さ，大きな瞳，微笑など）である．また大坊[39]は，上記の特徴に「造形美」（黄金率，平均顔）の特徴を加え，顔の魅力の手がかりを4つに分類している．

九島ら[40]は顔認識の際に用いられる重要な情報として，全体的情報と他の顔との類似性の情報をあげている．顔は，部分間の関係から創発される全体的なまとまりが知覚され，その全体的情報が，顔を認識する際に重要である．この顔認識における全体情報の重要性を示すものとして，サッチャー錯視などで知られる倒立提示の効果がある．倒立提示の効果は，顔を逆さに提示されると，通常の顔パターンの認識ができにくくなり，顔つきなどの読み取りが困難になることを指している．顔の認識は部分間の構造関係を把握する全体的処理がなされていることが大きな特徴であり，それが倒立提示の場合は阻害され，部分的な処理に頼らざるをえなくなるため，著しい倒立効果が見られるのではないかと推論している．顔認識における全体情報の重要性を示すその他の例として，原画像にぼかし処理を施し，その識別について検討している．個人の特徴が識別できないほど画像をぼかしても，高い割合で誰であるかを同定

できることを明らかにしている.

　また,一部の研究では前述の通り,顔の認識において目鼻口などの
パーツが重要であることが明らかにされている.顔の識別手がかりとし
て輪郭,目,眉の要素の重要性を明らかにしている.あるいは,顔を知
覚する際に重要な特徴として目に関する部分,顔の輪郭に関係する部分
が,顔を知覚する際に重要な特徴として抽出している.そのなかで,顔
の輪郭の印象には,顔の縦幅・横幅,顔の縦横比,瞳孔から顎先までの
距離,口元の顔横幅,顎先の角度などの指標が重要であり,また目の大
きさの印象には,縦幅など目に直接関係する指標と,瞳孔から顎先まで
の距離などの間接的指標が意味のあるものとして明らかにしている.し
かし,顔認識の際にはパーツよりもパーツ配置(全体的布置)のほうが
重要であることが明らかにされている.コンピュータグラフィックスに
より顔写真の目鼻口のそれぞれの形を変えたものと目鼻口の位置を変え
たものを作成し,どちらの変化を認識しやすいかを検討した結果,目鼻
口の位置の変化のほうが,顔を見る際に重要であることを見出した[41].
このように,顔のパーツ形状よりもパーツの配置(全体的布置)のほう
が重要なのは,人が多くの顔を記憶することと関連があり[42],数多くの
顔を識別するためには,目鼻口を個別に覚えるだけでは対応しきれず,
そのために配置情報が必要であり,それにより記憶されるからだと指摘
されている.

　顔の印象を決める要因として,小島ら[43]は目鼻口などの形状・配置や
輪郭などの「形状・配置因子」,皮膚色や光沢といった「質感因子」によっ
て大きく変化する,と論じている.顔の形態がどのような印象をもたれ
るのか,以下の3点に整理し,検討した.

　① 第一印象の構造…人の顔を見たときに形成する第一印象は,どの
ような因子から構成されているのか

　② 形態印象の構造…人の顔を見たときその形態的特徴をどのように
とらえるのか

　③ 顔の形態と印象の関係…第一印象と顔の形態特徴はどのように関

連しているのか

　まず，400人の女性（20〜50歳代）の顔写真について書かれた34語の印象を形容する印象評定語，40語の顔の形態を形容する形態印象評定語を選定し，先の写真についてそれぞれの印象を調査した．その結果，① 顔から受ける第一印象構造は，因子分析により「あたたかさ」「洗練度」「活発さ」「若さ」の4つの因子で構成され，② 形態印象構造は，クラスター分析により「肌のきれいさ」「ふっくら度」「目のぱっちり度と彫の深さ」「眉のボリューム」「顔の大きさ」「目－眉の集中度」「顔の長さ」「額の広さ」「口の大きさ」「目と眉の上り具合」の10のまとまりであることが示された．さらに，③ 印象因子と形態印象因子の間に有意な関連性があることを示した．

　上記研究のほか，Takanoら[44]は形態と印象の関連を検討し，3つの印象因子（柔和性，活発性，女性性）と5つの形態特徴（虹彩のサイズ，顔の横幅と目と眉の比率，眉尻から顎中央までの角度，目から口の距離，顔の横幅と口比率）に関連があることを明らかにし，さらに5つの顔特徴は顔の識別と顔印象の両方に影響を与えることを示している．あるいは形態と印象（3因子）の関連を検討し，「輪郭が丸みを帯びていると柔和性が増す」「輪郭が短く目が大きいと活発性が増す」「目が大きく眉の曲線率が高いと女性性が増す」という，顔形態と印象の関連を見出している．さらに，顔の形態印象と人格印象，感情評価の関連性を検討した．その結果，顔の形態印象と人格印象，感情評価との関連性を示している．

　また加藤ら[32]は，顔の魅力度判断におけるパーツの魅力の影響を検討するため，魅力度の高い顔（あるいは低い顔）のパーツを入れ替えた．その結果，目，眉，輪郭が魅力度に影響を与えることと，パーツの魅力度さえ高ければよいということではなく，全体的布置も重要であることを明らかにした．以上見てきた顔の魅力を判断する際にも個人差がある．進化心理学的観点では，顔の魅力判断の共通性を強調しているが，現実感覚と合うように，評価には個人差が存在する[45]．

高橋[9]は具体的な要因として，魅力評価直前に接した顔刺激や，日頃よく接する人々の顔に類似した顔を，より魅力的と判断し[46]，あるいは他者が先に選好した顔に対する魅力評価が上昇する現象[47]も報告されている．さらに，評定者自身の顔に類似した顔[46]や，異性親に似た特徴を有する顔を選好する傾向[48]の報告もある．

年齢が上がるにつれて，人の魅力には個人差が明確になってくると言われている．顔の年齢による認識上での差や変化についての研究も盛んである．われわれは他人の顔を見ただけで，おおよその年齢判断を行うことができる．これは，顔のなかの要素を手掛かりに年齢の推定をしているからである．顔画像から年齢を判断する場合，皺や肌理などのテクスチャや骨格形状などの顔情報が利用される報告[49,50]がある．城ら[51]は目の間隔，目の上下位置，口の大きさ，ならびに鼻の長さの4要素の顔年齢判断への影響の度合いを調べ，顔からの年齢認知には鼻の長さが大きな役割を果たし，長さを伸ばすと，女性より男性の方が年上に見られることを報告した．さらに，年齢判断の能力は年を取るにつれて高くなるが，30歳代をピークに低下するという報告[52]がある．大半の研究は，顔の造形と色が，年齢判断への大きな要素と認めている[53,54]．アダムス[55]は，身体的魅力を発達社会心理学の立場で研究し，年齢を経ても魅力の相対的評価は変わらないと結論した．

顔の形とパーツ，特に眉毛による顔の性差に関する研究も見られる[56,57]．山口ら[58]は年齢や性別の判断と顔の部位との関連性を調べ，性による顔の分類が顔の部分的な特徴によってなされるのに対し，年齢による顔の分類は顔の全体的な特徴によってなされる傾向があること，特に男性の顔に関しては男らしさといった感性的評価が年齢の次元でなされることを示唆した．生理周期が顔の好みに影響を与える報告[59]があり，ペントン・ボークら[60]は，女性が男らしい顔の男性を好む場合は妊娠しやすい排卵期の女性であったり，恋人がすでにいる場合，あるいは自分のことを魅力的と思っている女性であると報告した．

多数の写真を次々と閲覧している際に魅力を感じる顔の写真を見つけ

た場合，その次の写真の顔も魅力的な顔と評価する確率が高く，魅力の
ない顔の写真の次に見る写真の顔に魅力を感じない確率が高いことの現
象を，ハロー効果（後光効果，威光効果，光背効果）といい，魅力的な
顔の写真の次に見る写真の顔も魅力的に思えてくる現象である[61]．ハ
ロー効果は，次の2点から生まれると考えられる．魅力的な人には知性
や社交性や身体的適応性があるとする疾病類似の過般化効果と，魅力が
引き起こす肯定的な感情である．文化的な価値もまた，威光効果の発達
に貢献している．

　魅力的な顔が好ましい影響を与えることは，あらゆる年代の人にいえ
る．生後3カ月から9カ月の魅力的な赤ん坊を見た人は，その子が健康
で穏やかで，母親への愛着が強く機嫌がよく，反応が早く人に好かれ，
賢く問題を起こすことも少ないという印象をもつ．教師は，魅力的な小
学生は人気があり，性格がよく利発で，将来学位を取得する可能性がよ
り高いと考える．

　高齢者でさえ，魅力的であることは人に良い印象を与える．60〜95
歳の魅力的な人は，同じ世代の魅力的でない人よりも社会的に望ましい
個性をもつと受け取られる．魅力的な高齢者はまた，立派な親であり，
理解ある配偶者であり，面白く多彩な人生を送るといった好ましい人生
経験を積んできたと判断される．さらに，医師などのステータスの高い
職業に就いていたに違いないと想像される．これらの威光効果は，若い
大人の判断ばかりでなく，評価を受ける高齢者と同世代の人々の間にも
見られる．

　同様の研究[62]で，一連の顔の写真を間断なく見せて，魅力的な顔か魅
力的でない顔かを素早く判定させたところ，1枚のプロフィール写真が
魅力的だと判定された場合に，その次に提示する写真が魅力的だと評価
される確率が高くなること結果を示した．

　似たような効果に，ドリアン・グレイ効果がある[63]．この効果は，性
格の変化と顔の変化が一致したときに生じる．容貌のなかで，その人の
社会的価値に最も影響を与えるのは，実は美醜ではない．男性にしろ女

性にしろ，ある特定の社会的な役割を割り振られるのに最も重要な要素は，実のところは童顔か否かという点にある．次が身長，つまり大人っぽく見えるか子供っぽく見えるかで，その人の内面の精神成熟度や優しさなどが判断されてしまう．

　童顔の人は，男女を問わず，一般に「女性に向いている」とされるカウンセラーや教師といった役割を割り振られる．たとえ実際にそういう職業でなくても，職場のなかの立ち位置として，そういう役割を期待される．大人顔の人は，男性的な職業，リーダータイプの職業に推薦されやすい．童顔の人は明るく優しいと思われる反面，頼りなく思われがちで，大人顔の人は，きつい性格と思われやすい反面，しっかり者と思われやすい．一般的な意味での社会的地位を得るには，大人顔の方が有利であろうが，個人レベルでは童顔のほうが親しみをもたれやすい．

　見た目によって当てはめられた役割が，その人の内面にぴったりであれば，彼(彼女)は幸せだ．しかし，それがふさわしくないものであれば，本人は外見と内面のギャップに苦しみ続ける．その苦しみを和らげる防衛本能ともいうべき方法が，徐々に中身を見た目にあわせて変えていくということだ．これをドリアン・グレイ効果といい，たいていの人は，生まれもった外見に期待された役割を知らず知らずのうちに繰り返し果たすことによって，本当にそういう人になってしまうのだ[35]．

　われわれは顔によって人を見分け，精神のあり方や人となり，心の内側までも推し量る．顔は，彼(彼女)の氏や育ち，生き方，性格，教養，職業などから喜怒哀楽まですべてを表す．その人間を集約する個所だから，顔は肉体のなかでもその人を代表する大事な部分といえる．「相手の顔を立てる」「人の顔に泥を塗る」「世間に顔が広い」などという．顔は，社会に向けられたその人間の存在である．顔から形成される印象のなかでも，最も集中的に検討されているが魅力である．どの顔が魅力的であるかという判断には，文化や年齢，性別を越えた普遍性があることが明らかにされてきた．そしてこれまで，特定の形態的特徴(平均性，対称性，幼児性，性的二型性等)が高い評価に寄与すること述べてきた．

173

しかし，他人を引き付ける力は，ただ単に顔が美しいだけではないことは，誰でも認識している事実でもある．この他人を引き付ける力，つまり「魅力顔」はどこから生まれるのであろうか？「魅力顔」の認識，判断は年齢，性別，人種に関係なく，一致すると考えてよい．それは，要するに，魅力顔をもっている人は，「内面から生まれる魅力」をもっている人であり，その美しさとは，それこそ「顔は，その人の履歴書である」とも言われるように，親切や思いやり，内面の温かさ，逆境に立ち向かい克服できる強さなどに大きく左右される．さらに顔は，このような内面心理だけでなく，健康状態のも正直に反映する．実際，顔を短時間観察しただけで，信頼度などの内面的な印象を判断できるとする研究もあり，顔の造形的な情報から内面的な印象を抱くことは日常的に行われる．このように，顔から性格や態度といった人物の内面を推測して形成した他者に対する印象を内面的印象と呼び，これに基づいて，この人は信頼できそうか，話しやすそうかなど，その人物と自分自身との関わり（社会的関係性）を想定することができる[64,65]．

「顔採用」という言葉がある．特別な業種と顔採用とは関係が深いとされ，たとえばテレビ業界，広告代理店業界，美容業界，航空業界，あるいはアパレル業界・宝飾品業界などで，顔採用は実施されている．しかし，顔で採用を決めることはあっても，生まれつきの顔の造形だけが採用の判断材料ではない．話し方が落ち着いている，表情が豊か，どこか魅力的であるとか，清潔感がある，笑顔が素敵，マナーなどといった要素も含めたうえでの顔採用ということである．

「不思議な存在感を放つ人」が，あなたの周りにもいる．彼らがもつ人間的な魅力（オーラのある人）を分析したものはあるが[66]，いずれにしても日々の意識と弛まぬ努力は必要である．

文献

1) Langlois JH, et al. Maxims or myths of beauty? A meta-analytic and theoretical review. Psychol Bull. 2000；126（3）：390-423.

2) Hamermesh DS, Parker A. Beauty in the classroom：Professional pulchritude and putative pedagogical productivity. Economics of Education Review. 2005；24：369-376.

3) 小林哲生．顔の魅力に関する進化心理学的研究（https://kaken.nii.ac.jp/ja/grant/KAKENHI-PROJECT-02J07027/）．

4) ナンシー・エトコフ，木村博江訳．なぜ美人ばかりが得をするのか．草思社，2000．

5) 高橋　翠．リスクマネジメントとしての顔認知．東京大学大学院教育研究科紀要．2013；53：143-150．

6) 大坊郁夫ほか．魅力的な顔と美的感情―日本と韓国における女性の顔の美意識の比較―．感情心理学研究．1994；1(2)：101-123．

7) Cunningham MR. Measuring the physical in physical attractiveness. Quasi-experiments on the sociobiology of female facial beauty. Journal of Personality and Social Psychology. 1986；50(5)：925-935.

8) 光廣可奈子，尾田政臣．顔の美しさ・好ましさ・魅力の評価の比較．日本心理学会第77回大会，2013；616．

9) 高橋　翠．顔の魅力研究の現在―普遍性と個人差に対する進化心理学的アプローチ―．東京大学大学院教育学研究科紀要．2011；51：183-189．

10) Rhodes G, Tremewan T. Averageness, exaggeration, and facial attractiveness. Psychological Science. 1996；7(2)：105-110.

11) 永田明徳ほか．平均顔を用いた顔印象分析．電子情報通信学会論文誌A．1997；8：1266-1272．

12) 吉川佐紀子．Face Space Modelと平均顔．日本心理学会第63回大会，1999．

13) Mealey L, et al. Symmetry and perceived facial attractiveness：a monozygotic co-twin comparison. J Pers Soc Psychol. 1999；76(1)：151-158.

14) Little AC, et al. Self-perceived attractiveness influences human female preferences for sexual dimorphism and symmetry in male faces. Proc Biol Sci. 2001；268(1462)：39-44.

15) Hönekopp J, et al. Facial attractiveness, symmetry, and physical fitness in young women. Hum Nat. 2004；15(2)：147-167.

16) Pound N, et al. Facial fluctuating asymmetry is not associated with childhood ill-health in a large British cohort study. Proc Biol Sci. 2014；281(1792)．

17) 小森正嗣，川村　智．顔の形態的特徴と女らしさ/男らしさの評価の関係．日本心理学会第71回大会，2007．

18) Perrett DI, et al. Effects of sexual dimorphism on facial attractiveness. Nature. 1998；394(6696)：884-887.

19) Johnston VS, Franklin M. Is beauty in the eye of the beholder? Ethology & Sociobiology. 1993；14(3)：183-199.

20) Rhodes G, et al. Sex typicality and attractiveness；are supermale and superfemale faces super-attractive? Br J Psychol. 2000；91(Pt 1)：125-140.

21) Scheib JE, et al. Facial attractiveness, symmetry and cues of good genes. Proc Biol Sci. 1999；266(1431)：1913-1917.

22) Little AC, Hancock PJ. The role of masculinity and distinctiveness in judgments of human male facial attractiveness. Br J Psychol. 2002；93(Pt 4)：451-464.

23) Jones D, et al. Sexual selection, physical attractiveness, and facial neoteny : cross-cultural evidence and implications. Current Anthropology. 1995 ; 37 : 739-740.

24) 吉田弘司．顔の魅力に及ぼす幼児性の効果．比治山大学現代文化学部紀要．2010 ; 16 : 105-111.

25) Perrett DI, et al. Effects of sexual dimorphism on facial attractiveness. Nature. 1998 ; 394 (6696) : 884-887.

26) 高橋　翠．男性顔の魅力規定因に関する進化心理学的検討－保身リスクが魅力知覚に及ぼす影響（https://kaken.nii.ac.jp/ja/grant/KAKENHI-PROJECT-13J10818/).

27) Rantala MJ, et al. Facial attractiveness is related to women's cortisol and body fat, but not with immune responsiveness. Biol Lett. 2013 ; 9 (4) : 20130255.

28) Fink B, et al. Human (Homo sapiens) facial attractiveness in relation to skin texture and color. J Comp Psychol. 2001 ; 115 (1) : 92-99.

29) Bradshaw JL, McKenzie BE. Judging outline faces : A developmental study. Child Development. 1971 ; 42 (3) : 929-937.

30) Cunningham MR, et al. What do women want? Facialmetric assessment of multiple motives in the perception of male facial physical attractiveness. J Pers Soc Psychol. 1990 ; 59 (1) : 61-72.

31) McKelvie SJ. Effects of feature variations on attributions for schematic faces. Psychol Rep. 1993 ; 73 (1) : 275-288.

32) 加藤　隆ほか．顔の魅力度判断におけるパーツの魅力の影響．電子情報通信学会技術研究報告．1998 ; 97 (599) : 17-22.

33) 三枝千尋，渡邊克巳．顔魅力評価におけるパーツ情報統合の時間過程：評価者性別による違いの観点から．日本心理学会第79回大会，2015.

34) Roalf D, et al. Behavioral and physiological findings of gender differences in global-local visual processing. Brain Cogn. 2006 ; 60 (1) : 32-42.

35) 鷲田清一．顔の現象学　見られることの権利．講談社，2015.

36) 渋谷昌三．面白いほどよくわかる！　見た目・口ぐせの心理学．西東社，2014.

37) 尾田政臣．対称性の選好に関する実験的検討．日本認知心理学会第5回大会，2007.

38) 山田貴恵，笹山郁夫．顔のパーツから形成される印象と顔全体から形成される印象との関連性の検討．福岡教育大学紀要　第四分冊　教職科編．1999 ; 48 : 229-239.

39) 大坊郁夫．容貌の構造的特徴と対人魅力．化粧文化．1991 ; 24 : 55-68.

40) 九島紀子，齊藤　勇．顔パーツ配置の差異による顔印象の検討．立正大学心理学研究年報．2015 ; 6 : 35-52.

41) Cabeza R, et al. The prototype effect in face recognition : extension and limits. Mem Cognit. 1999 ; 27 (1) : 139-151.

42) 山口真美．美人は得をするか　「顔」学入門．集英社，2010.

43) 小島伸俊，南　浩治．化粧顔画像の解析・合成．映像情報メディア学会誌．2008 ; 62 (12) : 1928-1932.

44) Takano R, et al. Relationship between facial feature and perceived facial image for application to image creation using cosmetics. Proceeding of 70th Anniversary Conference on Color Materials, 1996.

45) Hönekopp J. Once more : is beauty in the eye of the beholder? Relative contributions of private and shared taste to judgments of facial attractiveness. J Exp Psychol Hum

Percept Perform. 2006；32（2）：199-209.

46）Saxton TK, et al. Adolescents' preferences for sexual dimorphism are influenced by relative exposure to male and female faces. Personality and Individual Differences. 2009；47（8）：864-868.

47）Jones BC, et al. Social transmission of face preferences among humans. Proc Biol Sci. 2007；274（1611）：899-903.

48）Little AC, et al. Investigating an imprinting-like phenomenon in humans：Partners and opposite-sex parents have similar hair and eye colour. Evolution and Human Behavior. 2002；24（1）：43-51.

49）Bruce V, Young A. In the eye of the beholder：the science of face perception. Oxford Univ Press, 1998.

50）三好哲也 兵藤　愛．顔画像に対する加齢処理の効果．21st Fuzzy System Symposium, 2005；491-492.

51）城　仁士，中島寛彰．顔の写真による年齢認知—鼻の長さが年齢判断に与える影響—．神戸大学発達科学部研究紀要．1998；6（1）：153-161.

52）Marcinkowska UM, et al. Men's preferences for female facial femininity decline with age. J Gerontol B Psychol Sci Soc Sci. 2017；72（1）：180-186.

53）Pittenger JB, Shaw RE. Perception of relative and absolute age in facial photographs. Perception & Psychophysics. 1975；18（2）：137-143.

54）山口真美，尾田政臣．正面顔画像のカージオイド変換が年齢認知に及ぼす影響について．電子情報通信学会論文誌A．1997；8：1250-1259.

55）Adams RG. Physical attractiveness research：Toward a developmental social psychology of beauty. Human Development. 1977；20（4）：217-239.

56）山口真美，蛭川　立．性の認識に顔の各部位の果たす役割．日本心理学会第57回論文集，1993.

57）Yamaguchi MK, et al. Judgment of gender through facial parts. Perception. 1995；24（5）：563-575.

58）山口真美ほか．顔の感性情報と物理的特徴との関連について—年齢/性の情報を中心に—．電子情報通信学会論文誌A．1996；J79-A（2）：279-287.

59）Penton-Voak IS, Perrett DI. Female preference for male faces changes cyclically：Further evidence. Evolution and Human Behavior. 2000；21（1）：39-48.

60）Penton-Voak IS, et al. Menstrual cycle alters face preference. Nature. 1999；399（6738）：741-742.

61）Dion K, et al. What is beautiful is good. J Pers Soc Psychol. 1972；24（3）：285-290.

62）Taubert J, et al. Love at second sight：Sequential dependence of facial attractiveness in an on-line dating paradigm. Sci Rep. 2016；6：22740.

63）ワイルド，仁木めぐみ訳．ドリアン・グレイの肖像．光文社，2006.

64）Etcoff N. Survival of the prettiest：the science of beauty. Doubleday, 1999.

65）藏口佳奈，蘆田　宏．顔魅力が再認成績に及ぼす効果—社会的関係性の影響と性差—．VISION．2013；25（4）：157-166.

66）大坊郁夫．魅力の心理学．ポーラ文化研究所，1997.

19. 対人魅力

「人は見かけで判断してはならない」という警句があるとおり，われわれは他者に関する情報の多くを外見から得ている．とりわけ顔は大きな情報源となっている．人種，年齢，性別，所属階層といったデモグラフィックな属性ばかりでなく，健康状態や相手がいま感じている感情，さらに個性のような内面的属性まで顔から読もうとしている[1]．世の中には，いろいろな美人がいる．これまでに外面美人については十分に見てきたので，ここでは主に内面美人について見ていくことにする．

　社会心理学には，対人魅力という用語があり，周囲の人から受ける肯定的（好意や尊敬）な態度の大きさを意味し，対人関係において重要な概念である[2]．さまざまな理由によって対人魅力を感じているが，特に多くの資料が重視しているのが，類似性，外見，近接性の心理学的意味でその影響力が強い．さまざまな国のさまざまな文化圏の人たちで行っても，実験結果はほぼ変わらない共通した事実である[2~6]．

　まず，類似性の心理学として，相手を知り自分との共通点を見つけて，それを強調することである．自分に似ている相手に対してマッチング仮説（釣り合い現象）で，人は魅力を感じやすい．それは価値観や態度だけではなく，社会的地位や学力なども自分と同程度の相手に対して魅力を感じる．考え方が似ている人と一緒にいたいと思ったり，出身地や誕生日や趣味が同じ有名人を支持するようになったりするといった現象は，類似性と対人魅力の関係という観点からとらえることができる．考え方や趣味が似ている相手と一緒にいることは，利益をもたらした相手と考え方が似ているならば，意見が対立して仲が悪くなってしまうという可能性も低くなり，友好的な関係を続けられる．

　2つめの要因は外見の心理学で，身だしなみを整えきちんとした服装をすることである．簡単に言うと，外見が素敵な人には対人魅力を高く

感じる．当たり前に思えるかもしれないが，効果は大きい．外見の良い人が，見た目以外にもさまざまな良い性質をもっていると判断される効果はハロー効果（後光効果）と呼ばれ，外見が良いほど，より賢くて誠実で社交的，温かい人だと判断される．その結果，就職試験や昇進などといった，本来は外見とは関係ない場面においても優遇されることが起こる．

　さらに，頻繁に直接訪れることによって親近感を抱かせる近接性の心理学がある．これは，距離が近い相手に対しては対人魅力を高く感じるということである．人間にはよく知っているものに好意を抱く，という性質もある．知らない物や人には，常に何かリスクがあると考え，慣れ親しんだ物を選ぶ傾向がある．これまでの社会心理学研究において，外見的魅力が高い人はさまざまな場面で好意的に，また高い評価をされることが，明らかにされてきている[7~9]．

　「第一印象でその人のイメージが決まってしまう」とよく言われるが，これはアッシュ実験[10]で証明されている．ある人物について，その人の特徴をゆっくりと読み上げていき，皆に「その人のイメージ」をつくりあげてもらうという実験をした．実験は，一つのグループには，「知的・勤勉・衝動的・批判的・頑固・嫉妬深い」と順番にある人物の特徴を示した．その後，イメージされた印象を聞くと，好印象を覚えていた．もう一つのグループには，「嫉妬深い・頑固・批判的・衝動的・勤勉・知的」と，逆に並べただけの特徴を示し，イメージされた印象を聞くと悪い印象であったという実験結果である．この実験から，最初に与えられた情報をベースに人は印象付けをすることがわかり，一度決まってしまった第一印象は簡単には覆せないことが判明した．

　心の動きを知るための情報源として，あるいは個人を表象する視覚的な記号として，自分の存在を定位する手がかりとして「顔」は人間にとってきわめて重要でユニークな視覚対象である．したがって研究分野も，心理学，比較行動学，社会生物学，動物行動学，進化発達心理学などにわたり，感情，認知，生理，社会，発達，臨床等の検討がされてい

る[11]. 道徳心や建て前の裏にある人間の本能を浮き彫りにし，そこから無意識に出てくる印象の効果[12]は，無視できない．たしかに初対面のとき，われわれは無意識にうちに相手がどんな人なのかを知ろうとして，できるだけ多くの情報を得ようとする．しかし，内面はすぐにはわからないので，外面から探るしかない．見た目は最大の情報源となる[13]．ここまでは時間的には短いが，主に非言語的コミュニケーションの段階で，早晩にして，それは言語的コミュニケーションの段階へと移行する．

　ここに，第一印象の重要性が出てくる．第一印象はその人が放つ空気感によって，相手を効果的に動かすことができる．最初の印象は初頭効果といって印象に残りやすいと言われている．さらに，印象には第二印象[14]の存在を指摘する意見もある．第二印象とは，たまに接触するときに抱く印象も含め，少しの時間，触れあってから抱く相手への印象であり，第一印象は自分のことをどう魅せるかが中心となるが，第二印象では自分を魅せ，相手の心をつかむ術となる[14]．

　このように良い印象を与えるには，いろいろな準備，注意事項など，常日頃心がけておくことがあるなかで，動物行動学者のデズモンド・モリス[15]は，人の「動作と心が一致する」箇所は身体では下肢すなわち脚がその人の本心が一番表れやすい場所との意見を紹介している．そして，最も心と一致しない，本心が現れにくいのは「言葉」とも言及している[14,15]．ここで，メラビアンの法則[16]を思い出す．話し手が聞き手に与える影響力についての法則で，会話に用いられる言葉や声色（声の大きさや話し方など），態度（見た目，表情，動作など）のうち，影響力の高い順に視覚情報（見た目，表情，動作など）が55％，聴覚情報（口調や話の早さなど）が38％，言語情報（話の内容）が7％の割合とされた．この割合の数字を取って，「7-38-55のルール」とも言われている．脳から最も遠い脚だからこそ，人間の本能が現れやすいという．人は，興味がある人との会話では膝がその人の方向を向くそうなので，相手に向けていないときは，興味がないサインと思われるのであろう[14]．

さて，外面美や内面美について見てきたが，このような美や美しいと思う対称物を見た場合に，男女間で差異があるのであろうか．「美は見る者の目に宿る」という諺があるように，あるものを美しいと感じるかどうかは，その人の審美眼に左右されることはよく知られている．美の評価は見る人の脳によって左右されると言い換えてもいいが，男性の脳と女性の脳では，美しいものによって引き起こされる反応に違いがあることが，説明された[17]．男性の場合，美しいと感じられる画像によって活性化される脳の部位は，ものの絶対的な位置の把握をつかさどる箇所があり，女性の場合も美しいと感じられる画像によって脳の同じ箇所が活性化されるが，そのほか，ものの相対的な位置（上下や前後関係）の把握に関わる部位も活性化される．このような差異の根拠となる，男性脳と女性脳の違い[18~20]の詳細は，後章に譲ろう．

　外見に表れる人間性や気品は本来，知性や教養などの名面的なものからにじみ出た香りのようなものであり，形が美しくても人をひきつけるプラスアルファの魅力がなければ，本当の美人とは言われない．このように，形にはそれぞれの美も要素を繋ぎ，統合する統一感がないと，美しい形を構成する基本条件とはならず，またそれを見ても美しいとは感じない[21,22]．

　対人魅力とは，周囲の人から受け入れられる肯定的（好意と尊敬など）な態度の大きさを意味し，友人関係，仕事関係，異性関係などでに関連してくる．一般的には，すでに述べた類似性，外見，近接性の3つの要因が考えられている[23,24]．もちろん，これだけではなくさまざまな理由によって，私たちは対人魅力を感じてはいるが，この要因は大切である．文化を問わず，魅力的な人に映るためには，これら3つの要因をうまく使うことで「人に好かれ」，結果として心が豊かになるのである．これらは根本的な人間の心理なので，対人魅力の法則は幅広く活用できる．

181

文献

1) 遠藤健治. 容貌と対人魅力. 青山学院大学文学部紀要. 2007；49：159-175.
2) E.バーシェイド，E.H.ウォルスター，蜂屋良彦訳. 現代社会心理学の動向　対人的魅力の心理学. 誠信書房，1978.
3) 大坊郁夫. 魅力の心理学. ポーラ文化研究所，1997.
4) 潮村公弘，福島　治. 社会心理学概説. 北大路書房，2007.
5) 上里一郎監修. 臨床心理学と心理学を学ぶ人のための心理学基礎事典. 至文堂，2002.
6) 碓井真史監修. 史上最強図解　よくわかる人間関係の心理学. ナツメ社，2011.
7) 小野寺孝義. 身体的魅力ステレオタイプの内容分析. 東海女子短期大学紀要. 1994；20：105-110.
8) Cunningham MR. Measuring the physical in physical attractiveness：Quasi-Experiments on the sociobiology of female facial beauty. J Personality and Social Psychology. 1986；50（5）：925-935.
9) 大坊郁夫. 美しさの社会性. 高木　修監. 化粧行動の社会心理学. 北大路書房，2001.
10) Asch SE. Forming impressions of personality. J Abnorm Psychol. 1946；41：258-290.
11) 吉川左紀子ほか編. 顔と心　顔の心理学入門. サイエンス社，1993.
12) 蔵　琢也. 遺伝子は美人を選ぶ　ヒトは見かけで判断される. サンマーク出版，2002.
13) 渋谷昌三. 面白いほどよくわかる！　見た目・口ぐせの心理学. 西東社，2014.
14) 西松眞子. 第二印象で好かれる技術. 講談社，2010.
15) デズモンド・モリス，日高敏隆訳. 裸のサル-動物学的人間像. 角川書店，1999.
16) 竹内一郎. 人は見た目が9割. 新潮社，2005.
17) Cela-Conde CJ, et al. Sex-related similarities and differences in the neural correlates of beauty. Proc Natl Acad Sci USA. 2009；106（10）：3847-3852.
18) Cazzato V, et al. Gender differences in the neural underpinning of perceiving and appreciating the beauty of the body. Behav Brain Res. 2014；264：188-196.
19) 黒川伊保子. キレる女　懲りない男　男と女の脳科学. 筑摩書房，2012.
20) アラン・ピーズ，バーバラ・ピーズ，藤井留美訳. 話を聞かない男，地図が読めない女　男脳・女脳が「謎」を解く. 主婦の友社，2000.
21) 三井秀樹. 美の構成学. 中央公論社，1996.
22) 三井秀樹. 形の美とは何か. 日本放送出版協会，2000.
23) 奥田秀宇. 人をひきつける心　対人魅力の社会心理学. サイエンス社，1997.
24) 中村雅彦. 対人魅力の形成. ふくろう出版社，2003.

20. 笑顔とその効果

感情と表情に関する先駆的な研究者であり，心理学者であるエクマンは，興味ある事実に気がついた．研究のために故意に悲しい顔をすると悲しい気持ちを感じ，逆に故意に笑顔をつくると気持ちが明るくなる．通常はまず感情を体験し，顔にその感情を出すか出さないかが普通であり，顔の表情は補足的と考えていたが，逆のプロセスも働くことを彼は実験で体験した．感情は顔の表情から始まることもあるという事実である[1]．

エクマン[2]はまた，表情と感情に関し，「驚き」「恐怖」「嫌悪」「怒り」「幸福」「悲しみ」の表情のしぐさは人間の共通であることを解明し，人の感情は万国共通であることを提示した．顔の表情を研究するために，40種類以上とも言われる表情筋を一つ一つ動かせるようトレーニングをし，また自分では動かせない筋肉には電極針を刺して強制的に動かして記録するという荒業までも行い，そうして筋肉の組み合わせによって作られる1万以上もの表情を記録し，FACS（Facial Action Coding System：表情記述法）を1978年に開発した．この手法により，顔のあらゆる動きが計測でき，客観的なデータとして顔の動きを表示できる．感情は，その出現やタイミングを，そしてそれが顔や声に出るかどうかを意図的に制御できないが，生じてしまった感情を意図的に抑制することは可能であると言及している．

人間の顔は現実的に左右対称ではなく，微妙に違っている．右側と左側，それぞれ別々の角度から写真を撮ると，違って見えることで理解できる．同様に，感情も顔の右半分と左半分とでは表れ方が違う．人間の2つある脳のうち，右脳は「感情」，左脳は「理性」を司ると言われている．右脳の影響は延髄交叉のため身体の左側に表れるので，顔の左半分に強い感情が表出する．したがって，相手の顔の左半分に表れる表情に

注目すれば，それが「本音の顔」として捉えられる．人はやましいことがあるとき，無意識に顔の左側を隠そうとするそうである．一方，顔の右側は左脳に影響されるので，「理論的な（よそゆきの）表情」になるとされている[2]．

顔の表情をつくる部位を大きく3つに分け，第一部は眉毛・額部で，眉をひそめたり，釣り上げたり，下げたり，眉間にシワを寄せたりして，表情を出す．第二部は目・瞼部で，目を見開いたり，細く閉じたり，瞼を上げたり，下げたりする．そして，第三部は頬・口・鼻も下部・顎部で，頬が上がる，口をへの字にする，口をすぼめる，顎がおちる，唇が緊張する，唇が上がる，唇をかむ，鼻孔が膨らむ，などの動きを捉える考え方もある[3]．

笑いの個人的な効果を見る前に，社会的にはどうであろうか？　やはり，笑顔には社会的な役割が大きく，「笑顔を見るのは心地よい」というのは共通した心理があり，笑顔は感染する．また，「怒れる拳，笑顔に当たらず」という諺もある[4]．笑顔は脳科学，心理学にさまざまな確証が得られている．笑顔には文化的な要素が強く含まれているため，自分が示した笑顔によって相手の受け取り方はさまざまである．もしかしたら，ネガティブな意味に捉えられることもあるかもしれない．しかし，言葉でうまくコミュニケーションがとれない外国人とのやりとりで笑顔を多くみせることは，そこに調和をもたらすのではないだろうか．会話がうまくできなかったとしても，笑顔を多く見せることで信頼関係を築けるはずだ．外国人が増えつつある日本で，彼らと接する機会はますます増えるだろう．そのとき，笑顔を見せることを心がけてみてはどうだろうか．

微笑は表出者の外見的魅力を増すため，接近することの報酬価を高める機能をもつ[5,6]とされ，微笑みを表出している人物はより知性的と認知され，相手に暖かい感情を生み出すとも考えられている[6〜8]．さらに，微笑は相手を受容するサインでもあり，相手への好意を表すサインとしても働くので，スマイルを浮かべている人は，「好ましい」人物と

して認められる[9]．微笑は「陽の呼吸」で，悲観は「陰の呼吸」であるので，微笑みは幸福を呼び，結果としてその駆動力にもなる[10]．スマイルを表出すると，誠実さや社会性，有能感などが高く見積もられるとも報告している[6]．また，鏡を見ることで，スマイル表出の影響は自分にも返ってくるという報告もある[11]．

　笑顔になると，どうしても口元が注目される．そのようなとき，リップが落ちかかっていたり，歯が黄ばんでいたら，笑顔も台なしとなる．やはり，ぷっくりと血色のよい唇，そして白い歯，そのコントラストが笑顔をよりきれいに見せる．したがって，唇とデンタルケアは怠らないに越したことはない[12]．そこで，表情筋（特に口と唇周辺の筋肉）を鍛える必要性が出る．

　人は非言語コミュニケーションを通して多くの情報を受け取り，そして無意識にとても影響を受けている．感情と態度について曖昧なメッセージが発せられたとき，人が頼るのは話の内容などの言語情報や口調や話の早さなどの聴覚情報よりも，表情や仕草などの視覚情報なのだ．このことからも，人は自然と非言語コミュニケーションに頼ってきたことがわかる[13]．このスマイルを含め，非言語コミュニケーションのもつ大きな役割[14]を再認識すべきである．

　人生の縮図は「顔」に表現されるが，逆に，「顔」によってその人の人生も少しずつ変わる．心もち次第で，顔にも出るからである．心により，生きざまが決まり，それが顔に出る．微笑は余裕を相手に感じさせる表情でもある[15]．笑顔を取り戻せば，そのときから心が変わり，人生も少しずつ変わるのである．

文献

1) P.エクマン，W.V.フリーセン，工藤　力翻訳．表情分析入門　表情に隠された意味をさぐる．誠信書房，1987．

2) ポール・エクマン，菅　靖彦訳．顔は口ほどに嘘をつく．河出書房新社．2006．

3) 渋谷昌三．面白いほどよくわかる！　見た目・口ぐせの心理学．西東社，2014．

4) 池谷裕二．潜在"脳力"：【30】笑顔の効果を考える．日経BP社（https://www.

nikkeibp.co.jp/article/nba/20090618/161237/?P＝1).

5) Lau S. The effect of smiling on person perception. J Soc Psychology. 1982；117(1)：63-67.

6) Scharlemann JPW, et al. The value of a smile：Game theory with a human face. J Economic Psychology. 2001；22(5)：617-640.

7) Reis HT, et al. What is smiling is beautiful and good. Eur J Soc Psychology. 1990；20(3)：259-267.

8) Otta E, et al. The effect of smiling and of head tilting on person perception. J Psychol. 1994；128(3)：323-331.

9) 遠藤建治．スマイルの印象効果．青山心理学研究．2012；12：13-23.

10) 山口一美．コミュニケーションにおけるスマイルの諸側面．昭和女子大学女性文化研究所紀要，1995.

11) 西原克成．顔の科学　生命進化を顔で見る．日本教文社，2005.

12) 山本哲也ほか．自己注目時のネガティブな認知的処理に及ぼすスマイルの効果．心理学研究．2010；81(1)：17-25.

13) Mehrabian A. Silent messages：Implicit communication of emotions and attitudes. Wadsworth Pub, 1981.

14) Mehrabian A. Silent messages：A wealth of information about nonverbal communication(Body Language). EXARC Experimental Archaeology Collection, 2009.

15) マジョリー・F・ヴァーガス，石丸　正訳．非言語コミュニケーション．新潮社，2008.

21. 表情美学と化粧

　顔の造作は親の責任であるが，顔の表現は本人の責任である．しかも，外見を気にする人は，そのぶん見えない所(内面)がもろくもなる．「この人，感じのいい人だな」と思うと，必ず相手もそう思っている．一方「こいつ，感じ悪い！」と思うと，必ず相手も同じことを思っているものである．顔の表情を変えれば信頼できそうな印象を相手に与えられるが，表情を使って有能そうな印象をつくるのは難しいとされている．自分の顔に他人(特に，美容形成医師)による外的な美の創造や構築で，適切な施術を受けた患者は，次に自分の表情にいかに「美」を加えることができるかの問いがある．

　英語ではexpressionでも，日本語にすると「表現」「表情」と，そこには微妙な差異がある．「表情」というとき，常識的には感情・情動・意志といった「内なる心的現象」が，身体表面の「外なる物的現象」となって表出される．表情運動に関わる筋肉として，表情筋，咀嚼筋，舌骨上筋，眼筋，瞳孔括約筋，舌筋があげられる．生まれつきの顔立ちや骨格に左右されない美人の条件が「表情」である．

　表情筋とは，顔の目や口，鼻などを動かす筋肉である．顔には30種類以上の筋肉があり相互に作用し，人間の複雑な表情を作り出している．また，身体の筋肉は骨と骨をつないでいるが，顔の筋肉は骨と皮膚につながっているため，細かな表情を作り出すことができる．表情筋は通常の生活では全体の30％しか使っておらず，無表情で筋肉を使わなかったり，加齢などが原因で衰え，衰えた表情筋は今まで保っていた顔のハリなどのバランスを崩しシワやたるみになり，また，たるみが毛穴を目立たせたり，どんどん老け顔を招くきっかけになる．

　主な表情筋とその役目として，前頭筋(眉毛の上から伸びている筋肉で，眉を上げる働きがある．この筋肉が衰えると額に横ジワが入りやす

い），眼輪筋（目の周りを囲んでいる筋肉で，目の開閉させる機能がある．この筋肉が衰えると目尻のシワや上まぶたのたるみの原因となる），頬筋（顎関節から口角まで伸びている筋肉で，口角を上げる働きある．この筋肉が衰えると口角が下がった寂しい口元になる傾向がある），口輪筋（唇の周りの筋肉で，口元のさまざまな表情を表出する．この筋肉が衰えると口元のたるみ・シワにつながる），そしてオトガイ筋（唇の下から顎に伸びる筋肉で，下顎を押し上げて顎のラインを引き締める働きをする．この筋肉が衰えると正面から見て，くっきりはっきり二重顎になる）があげられる．

これら表情筋は自律神経下でコントロールされていて，意志でコントロールするのではなく，意識の影響を受ける．つまり言葉や思考が悪いとストレスがたまり，口角も下がり表情筋が衰えていくということを示唆している．自分で努めて笑顔をつくったり，ある程度動かすことはできるが，これは大まかに筋肉を動かすのみで本当の表情とはいえない．嬉しいときには自然に笑顔になり，悲しいときには自然に涙が出るが，こうした表情は自分の意志ではなく，意識・感情と連動しているので，心から幸せで，自然に笑ったり喜んだりすることでのみ，顔の筋肉はしっかりと内側から動き，本当の意味で表情筋や口角を鍛えられることができる．

自律神経は言葉と連動しており，人間の脳は想像したものと実際のものの区別ができない．さらに身体は脳に連動しているので，イメージすればその状況下にあるように反応する．つまり，ネガティブな思考をもつと脳は本当に不幸な状況下にあると錯覚し，身体も実際に大量のストレスホルモンを分泌することになるし，逆にポジティブなイメージをしていれば，ドーパミンやエンドルフィンなど快楽ホルモンが分泌される．この一連の関係を，佐藤はオートパイロット機能[1]と呼んでいる．

そして自律神経は，「主語」を理解できないそうである．つまり，誰に向けられた言葉でも自分のこととして認識する．この特徴を逆手にとれば，おだやかなスピードできれいな言葉を口にしていると，自然に心

にゆとりが生まれ，笑顔も輝いて表情筋を刺激することができる．逆に汚い言葉を口にすればするほど，表情が濁り表情筋を使うことなくたるんでいく．これらは，科学でも証明されている[1,2]．

人間関係のスタートラインは第一印象であり，その印象を形成する80％は顔からの情報といわれる．むろん，その情報源は造型的な要素ばかりではないが，順位をつけるとするならば，まず造型的に整ってこそ，表情もまた豊かになる．目の周囲のシワが気になっていれば，破顔一笑は控えてしまう．歯や唇に気になることがあれば，そこから発する言葉にブレーキをかけ，自分らしさを積極的にアピールできなくもなる．もし，自分の容貌にコンプレックス（身体醜形障害）[3]をもち，それゆえに引っ込み思案になり，十分な自己表現ができないとすれば，それは容貌が心を歪めていることにもなり得る．

人にはそれぞれの顔の表情があり，表情を通して自己の情動を他者に伝えることができる．また，他者の表情を「読む」ことで，他者の意図を察したり，自己の行動を調整したりすることができる[4]．このように，顔の現れた情動としての表情と，その情動にうつし出された意図の認識は，人々が社会のなかで適応的に生存していくために必要なコミュニケーションの手段でもある．

表情のような非言語的な情報が，かえって言語的な情報にまさることもある．表情に加えて，身体のしぐさや動作も本人の心の状態を無意識に反映することも多い．美しい表情は人を魅了し，穏やかな表情は人を安心させる．生まれつきの顔立ちや骨格に左右されないのが，表情であり，美人の条件ともなる．したがって，「顔」「からだ」「心」の三つの表情美がそろったときに，表情美学の条件が整う[5]．

美しさには力がある[6]．表情美人を目指すには，日頃から顔の筋肉を柔らかくしておくことが大切である．美しい笑顔のために必要不可欠なのが，咀嚼筋と表情筋である．この二つの筋肉をスムーズに正しく動かせることが，表情美人の条件となる．これ以外に笑顔美人（われわれの顔には20数種類の表情筋があるが，普段あまり使われておらず，慢性

的な運動不足状態となり，表情筋が硬化し，無表情で老けた顔印象を与えるので，表情筋のしなやかさを取り戻し，ステキな笑顔あふれる幸せ顔になる）[7,8]，あるいは姿勢美人（身体は歪みがあるところに贅肉がつくので，美しい姿勢・歩き方を学び，全身の無駄な贅肉を取り去る）という美人もいる[9]．

　動作は感情に従って起こるように見えるが，実際は動作と感情は並行するものなのである．動作のほうは意思によって直接に統制することができるが，感情はそうはできない．ところが感情は，動作を調整することによって，間接に調整することができる．したがって，快活さを失った場合，それを取り戻す最善の方法は，いかにも快活そうにふるまい，快活そうにしゃべることだ．行動が感情をコントロールできる[10]．

　表情から感情を読み取るのはたやすいことではないので，従来より多岐にわたる興味ある研究がなされている．二次元，三次元で皮膚の活動からの分析[11]，表情全般に関する著作[12]があり，最近はフラクタル理論[13]を用いた複雑系のグラフィック表示による表情分析[14,15]などがある．心の動きを知るための情報源として，あるいは個人を表象する視覚的な記号として，自分の存在を定位する手がかりとして，「顔」は人間にとってきわめて重要でユニークな視覚対象であるという立場から，最新の知見も含めて，感情，認知，生理，社会，発達，臨床といった心理学のさまざまな視点，顔と心の結びつきを探求し，さらに人間の顔とその働きの関連性を進化論や霊長類研究，社会生物学の立場からの考察もある[16]．

　系統発生学的に見ると人類の食物取得の歴史と火の発見から，口の周囲の筋肉が柔らかくなったため自由に動き，顔に豊かな表情が生まれ，その表情によるコミュニケーションが可能となった．さらに，口の形を自由に変えることでいろいろな声を出せるようにもなり，こうして言葉がうまれ，口は相手とのコミュニケーションの道具として重要になってきた[12,17]といわれている．顔の表情から人が読み取ることができる感情には，怒り，悲しみ，恐怖，驚き，嫌悪と喜びの6つの基本感情[12]があ

るが，そのうち恐怖と嫌悪は，同じ「負」の感情であるものの，表情としては対照的となり，筋肉の使い方が正反対である事実に報告もある[18]．

「明眸皓歯」といわれるように，白い歯ときれいな歯並びは，その人の健康状態を象徴する．このとき，むし歯・歯周病とそれに基因する歯の喪失は，顔の対称性や審美性を損ない，成長期にみられる指しゃぶりや開口などによる口唇閉鎖の不足は，歯並びの乱れを引き起こす．審美歯科では口腔内衛生はもちろんであるが，補綴物による審美，矯正による審美，ホワイトニングによる審美なども含み，対人における身だしなみとして捉えている．

静的（ポテンシャル）な形としての美しさ，動的（エネルギー）な表情としての美しさ，それに種々な環境条件が加わってその人の美しさをつくり出す．静の部分にその人の本質があり，静なる自分でいるときに人は落ち着きを取り戻し，その人はその人でいることができる．逆に，動の自分であるときは，活力に満ち溢れ周囲の人を明るく照らすようになり，笑顔など表情をつくり，動的美を示す[19]．つまり，表皮的な表情と，内面からおのずから出てくる表情の差異として考えられ，動の美表情には，言葉も介入してくる．口，歯への考察には，これらから発声される音である言葉や声も，魅力に大きく関係してくる[20]．

現に，人や人格という単語を英語ではpersonと言い，語源は「音を通して（per sone）」という意味であるから，人間の発する音は人格そのものを反映する．格言に「言い合いの原因のうち，10%が意見の相異からきて，残りの90%は声の質からである」というものがある．言葉にはもともと刃などついていないはずなのに，粗暴な言葉は相手の心をしたたか傷つけてしまうのは，どうしてなのであろうか？　鈴木[21]は，著名な経営者の聴衆を引きつけ，人を動かせるの秘密を，音声，しぐさ，パフォーマンスの視点で分析し，その結果として聞き取りやすい発声によるスピーチが聴衆を魅了することを示した．

次に"美"を語るうえでは，切っても切り離すことのできないのが化粧である．化粧は高い顔識別能力をもつ人間の脳の性質をうまく活用し

て，顔の印象を変える技術であり文化である．化粧とは，広義には身体加工（髪を切るなど），色調生成（刺青など），塗彩（メイクアップなど）に分類される．メイクアップとは顔の形や色を変化させることであるが，そのイメージ表現は色・形・質感の3つの要素を組み合わせることにより行われる．身づくろいの技術（cosmetics：コスメチックス）は医学の一部であり，化粧術（comotic：コモチックス）とは異なる．化粧の目的は異様な美を実現することであり，医学の一部である身づくろいの目的は，全身をありのままに保つことなのである．したがって，それは自然の美しさとなる[22, 23]．

　他人はあなたをどう見ているのか？　人は無意識のうちに他者の「顔」からその心を読みとっている．人間は中身であると言いながら，見た目の美しさに魅了されたり，内面を外見から類推したりしている．顔は心の窓であり，見た目は対人コミュニケーションの鍵なのだ．化粧を通じた画期的な研究によって，自分の見た目を装うことの重要性が明らかになってきた．鏡に映る自分を見つめ，形作っていくことは，他者の視点から自己を見つめることにつながる．そして，そのことが社会的知性を育む．人は誰もが外見を装い，内面にも化粧をして生きている．化粧を通じた新しい知見から，人間の本質が見えてくる．人は無意識のうちに，他者の「顔」からその心を読みとっている[24]．

　現代では，"美"をつくるのに必要不可欠である「化粧」は，時代ごとの興味ある変化[1, 2]があったが，詳しくは本書のスコープ外なので触れない．日本の化粧の歴史を見てくると，ごく最近まで日本における化粧の意味は「成人女性の身だしなみ」であり続けた[25]．

　顔の部位的特徴が，その人物の認知に大きな影響を及ぼすことは，これまでよく知られてきている．また，「魅力的な」顔の特徴も時代や文化に応じて変化するものでもある．このことは，顔の特徴に対する認知基準は多くの要因によって影響され，対人的な特徴が反映されることを示しており，顔が社会的な脈絡で機能していることを物語っている．また，顔はその個人の一つの重要な識別子であり，対人的な文脈のなかで

さまざまな行動の原因として，結果としての制約をもたらす．日常の生活のなかで暗黙のうちに広く受け入れられている現象の一つとして，他人のパーソナリティやその他の個人的属性を容貌特徴を手がかりとして推定している．この場合に，顔の構造的特徴とともにそれを演出する化粧や動的な表情は，重要な要因になっている．

大坊[26]は，顔の構造的特徴と個人特徴との関係において，

① 化粧されることによる自己表出性の変化，化粧することについての感受性，魅力認知にかかわる化粧の影響メカニズム

② 顔の形態的特徴と当該人物のパーソナリティ特徴，自己の顔の特徴についての認知イメージとの関係

を検討した．その結果，いくつかの興味ある発見がある．「色白で目元はっきり」「ほっそりした，目鼻立ちの整った」肯定タイプが，特にポジティブに認知された．これに対して，「口が小さい，下がり目」の否定タイプが最も社会的に活動的であると認知され，個人のパーソナリティ特徴がこれらの認知に作用することも示されている．たとえば，外向的な人は「ほっそり」「色白」タイプを可愛く，そして問題解決能力に長けていると認知しているのに対して，内向的な人は「ほっそりしていない」「ふっくら」「口が小さい」タイプを，問題解決能力に長けていると認知している．

外見の美しさと内面の美しさの関係性についての知見もある．「美しい」という言葉は，その対象がもつ美を讃える語であると同時に，その対象の社会的な好ましさをも意味する，と広辞苑では定義する．「美しい」という語には，個人的な美的価値観と，社会的価値観の二面性が含まれている[27, 28]．さらに，外見の美しさと内面の美しさが日本人若年女性たちによってどのように捉えられているかを詳述し，「美しい」という語に対する反応によって，美しさの捉え方に違いが見られるのか否かを検討[29]した結果，外見の美しさは具体的で分析的な回答よりも顔や身体が美しいという包括的な記述が多くを占め，一方，内面の美しさは思いやりなど人に対する配慮に関する記述が最も多く，「誰に対して外見

の美しさと内面の美しさも」といった一貫性を条件とする傾向も捉えられている．さらに礼儀や人に対する配慮など，マナーや思いやりに関わる内容を内面の美しさとして想起する傾向にある[29]．第二印象に関して，きれいな言葉が外見のきれいをつくる[30]とあるが，心がきれいだから体もきれいになるというのもあるだろう．

　われわれは，毎日他者と関わりながら生活している．家庭・学校・サークル・友人同士の集まりなど，いずれも人と人との関わり合いで成る社会的な生活・活動である[31]．当然，そこには相手から「信頼」と「情報」を得るための術がある．そこで，自分自身に関する情報を，何の意図もなく，言語を介してありのままに伝える自己開示が必要となる．しかし実際には，本人が自分自身の姿を正確に認識していない場合や，受け手側の意図が入り，誤認する可能性もあるため，必ずしも一定の意図のもとで伝達できるとはかぎらない．

　また自己開示には返報性の現象があり，自己開示の受け手は相手の開示した情報と同じ程度の情報を開示することがあるとも言われている．これらの観点から，自己開示をコミュニケーションの一部としてとらえ，対人関係における自己開示に着目した研究も多く行われている．「この人のことは信頼できる」「この人になら何でも話せる」といった信頼関係を築くには，相手より先に自分のことを話し，「自己開示」していくことが有効である．こうした信頼関係のことを心理学で「ラポール」と呼び，「橋を架ける」という意味のフランス語で，心が通じ合い互いに信頼し，相手を受け入れている状態のことをいう[32,33]．

　クラスター分析によって顔の形態印象の因子構造として，「肌のきれいさ」「ふっくら度」「目のぱっちり度とほりの深さ」「眉のボリューム」「顔の大きさ」「目・眉の集中度」「顔の長さ」「額の広さ」「口の大きさ」「目と眉の上がり具合」の10軸の報告があり，最も寄与率の高い因子として「肌のきれいさ」があがったこと[7]が注目される．基礎化粧品の場合は，肌を守るという生理的個人的理由が挙げられている．一方，メーキャップについては変身願望が働いているとされる．これらの傾向を受け，快い

緊張感，気持ちの引き締めを女性達は化粧に求めているのではないかということが推測されている．

また，化粧をしたときの気持ちについても研究が行われている．首都圏在住の女性対象とした調査の結果，「積極性の上昇」「リラクセーション」「気分の高揚（対自）」「安心」の5つの方向性があることが報告された．また，若年ほどメーキャップによる積極性の向上を感じていることが明らかとなった．義務感から化粧を行なうのではなく，能動的に化粧行為に関与し，その機能を利用する女性の姿もここから読み取ることができる．個性を生かした化粧をするためには，顔の特徴を認識し，その特徴に基づいた魅力を引き出す化粧をする技術が必要となる[34, 35]．

従来の社会心理学研究では，外見的魅力が高い人はさまざまな場面で好意的に，また高い評価をされることが，明らかにされてきている[34]．デアンら[35]は魅力度を操作した写真を提示し，魅力度に応じた異なる評価を得るのかを検討している．その結果，パーソナリティの望ましさ，職業上の地位の高さ，配偶者としての能力，幸福な結婚の可能性，社会的，職業的に幸福な生活が送れるなどの尺度で，外見的魅力度の高い人が有意に高い評価を得ている．外見の魅力に関する調査の結果を，次の4つにまとめている．

① 外見が魅力的な人はそうでない人よりも，大きな社会的影響をもつ

② 外見に魅力のある人は，より好ましい個人的特性，非個人的特性をもつと認知され，そこには，知性，人格傾向，人生での成功が含まれる

③ 外見の魅力がある人は，そうでない人に比較して，他人に対してプラスの影響を持ち，他者からもプラスの反応を得り，これは仕事や援助の要請が含まれる

④ 外見の魅力がある人は，そうでない人よりも強い説得力をもつとしている[36]．

ハットフィールドら[37]は，外見的魅力を有する人が好まれる理由として，

① 魅力的な人々が美的訴求力をもつこと，すなわち美的な世界に浸ることに人々が快感を経験するのと同じように，美しい人に接することに人々が快感を見出すこと

② 外見は人の内的特性について，われわれの推論内容に影響することであり，魅力的な人々は単に魅力的だという理由だけから，多くの肯定的な内的特性をもっているとみなされること

③ われわれは魅力的な人々と一緒にいたいと願うことである．なぜならば，魅力的な人と一緒にいるときには，われわれの自尊感情や地位が増大するからである

としている．

女性の顔の魅力は，化粧をすることによりさらに高まると期待され，外見的魅力への化粧の影響について研究が行われてきている[34~36]．九島ら[34]は特に対人関係について，具体的にどのような顔や化粧が，対人関係においてどのような影響を与えているのかを検討した．その結果，印象評価と関係性希望との間に関連性がみられ，特に印象評価の第一因子である「人柄の良さ」と，第二因子の「若さ」において，関係性希望と多くの相関がみられた．以上の結果により，形態印象と関係性希望の関連性には，部分的に相関が見られ，印象評価と関係性希望の間には，大部分で相関関係がみられたことから，形態印象，印象評価と関係性希望は，相互に関連があることが明らかになった．どのようなメイクをすることで，友達や恋人として希望をされるのか，もしくは希望されないのか，これらを把握したうえでメイクをすることは，メイクをする多くの人の対人関係に，好影響を及ぼすものであることと期待される．これらの結果は，永井[38]の結論を支持している．

化粧によっても，左右対称性はある程度確保できる．左右対称になるように描き足すことができるし，頬骨の高さが左右非対象の場合もチークでカバーできる[39]．一方，非対称化粧は外見上人体が左右対称である現実性を無視し，日常的でないことから，人々にとって特別な日のためという象徴的な意味をもつ[40]．

モリスら[41]は,「鏡」を軸に化粧を考察した．自己のイメージを見つめる「一人称の鏡」,親しい間柄の人の反応を見て自分を振り返る「二人称の鏡」,そして他人にどう見られているかを気にする「三人称の鏡」という3種類から化粧を論じている．非対称化粧をした場合,自分自身で文字通りとトイレの鏡を見ること(一人称)で,常識的な三人称の視線を先取りする．非対称化粧に対する個人の評価(一人称)のなかに,常識(三人称)が平静に眺める二人称のいつもの眼差しは,被験者に化粧していることを忘れさせ,満足を与える．三人称の視線は自己を演出するうえで,とても大事である．少し危ない自分を提示(露出)するときに,人目を避けたい,でも見てほしいという両方に気持ちがあり,二人称だけがこうしたワクワクした体験は味わえない[40]．

また,他の研究[42,43]では,化粧度に応じて魅力度や女性性が増すが,道徳性が低下することを示している．「裸のサル」の著者である化粧文化研究者の石田かおりは,「化粧は人間どうしの触れ合いそのもの」という動物行動学の立場から化粧を考察し,化粧の三要素—見た目,感触,清潔感の三要素をもつ化粧は,原始時代では人と人との触れ合いであって,化粧行為をもたない文化はごく稀であるとした[44]．そもそも,化粧などということは無駄だ,虚飾だ,有閑だなどといってしまえば別であるが,化粧に多くの女性が多くの時間と費用をかけ,文化人に付随する必然的な事象だとするならば,もっと人種的に,民族的に,歴史的に,美術的に,真に現代的に自覚することが望ましい．化粧や装飾や表情や姿勢などの真の美的効果を出すためには,第一にはやはり「自己をよく知る」ことである[40,41]．

面白いことに,恐怖の表情をつくると,それだけで視野が広がり,眼球の動きが速まり,遠くの標的も検知できるようになった．さらに,鼻腔が広がり,呼気が速くなっていたという．逆に,嫌悪の表情をつくると視野が狭くなり,鼻腔が狭まり,知覚が低下した．恐怖を覚えるとき,外部へのアンテナを強化することは,しかるべき準備として重要である．この実験データは,恐怖への準備は,恐怖の感情そのものでな

197

く，恐怖の表情をつくることによってスイッチが入ることを示している．顔の表情は本人の精神や身体の状態にも影響を与える．これを「顔面フィードバック」と呼ぶ．検証するにはさまざまな実験的な困難があるが，顔面フィードバック仮説を支持するデータはほかにもある[44, 45]．とりわけ，ステッペルの行った「笑顔に似た表情を強制的につくると感情もポジティブになる」という実験は有名である[45]．

文献

1) 佐藤富雄．声に出すほど美人になるおまじない．宝島社，2005.
2) 佐藤富雄．美人になるおまじない 声に出すだけ．宝島社，2007.
3) 渋谷昌三．面白いほどよくわかる！ 見た目・口ぐせの心理学．西東社，2014.
4) ゲーリー・フェイジン，みつじまちこ訳．表情 顔の微妙な表情を描く．マール社，2005.
5) 河崎雅人．ことばに表情を．帝京科学大学（https://www.ntu.ac.jp/journal/index.php?c=journal_view&pk=13262757090066002）.
6) 山田桂子．愛されるための表情美学 きれいな笑顔が愛をつたえる．婦人画報社，1996.
7) D・カーネギー，山口 博訳．人を動かす．創元社，2016.
8) Scharlemann JPW, et al. The value of a smile：Game theory with a human face. Journal of Economic Psychology. 2001；22（5）：617-640.
9) 浜島由美．表情美人でキレイ＆幸せになる！ インプレス，2013.
10) 藤波尚美．ウィリアム・ジェームズと心理学 現代心理学の源流．勁草書房，2009.
11) Schlosberg H. Three dimensions of emotion. Psychol Rev. 1954；61（2）：81-88.
12) P.エクマン，W.V.フリーセン，工藤 力翻訳．表情分析入門 表情に隠された意味をさぐる．誠信書房，1990.
13) Mandelbrot BB. The fractal geometry of nature. Freeman, 1982.
14) Takehara T, et al. Fractals in emotional facial expression recognition. Fractals. 2002；10（1）：47-52.
15) 竹原卓真．表情から感情を読み取る その代表的モデルと複雑性．感情心理学研究．2002；9（1）：31-39.
16) 吉川左紀子ほか編．顔と心 顔の心理学入門．サイエンス社，1993.
17) 深井穣博．表情と口元．母推さん．2007；154：12-13.
18) Susskind JM, et al. Expressing fear enhances sensory acquisition. Nat Neurosci. 2008；11（7）：843-850.
19) 福西健太．セシル・バルモンドから未来の建築を見る．10＋1website（http://10plus1.jp/monthly/2010/03/issue2.php）.
20) 河崎雅人．ことばに表情を．帝京平成大学，2012（https://www.ntu.ac.jp/journal/index.php?c=journal_view&pk=13262757090066002）.
21) 鈴木松美．あの人の声はなぜ魅力的なのか 惹かれる声と声紋の科学．技術評論社，

2011.

22) 鷲田清一. 見られることの権利＜顔＞論. メタローグ社, 1995.

23) 山本真理子ほか. 化粧の心理的効用（Ⅰ）. 日本社会心理学会第23回大会発表論文集, 1983；103-104.

24) 茂木健一郎, 恩蔵絢子. 化粧する脳. 集英社, 2009.

25) 石田かおり. わが国における化粧の社会的意味の変化について―化粧教育のための現象学的試論. 駒沢女子大学研究紀要. 2007；14：13-24.

26) 大坊郁夫. 対人魅力の形成にかかわる顔の構造的特徴と化粧行動の影響の研究. Cosmetology. 1997；5：90-105.

27) 山田雅子. 外見の美しさと内面の美しさ―外見/内面の重視と美しさの捉え方の特徴―. 埼玉女子短期大学研究紀要. 2014；30：95-108.

28) 山田雅子. 人の美しさに関わる言葉の語感の分析―若年女性における「美人」と「美しい」の使い分け―. 埼玉女子短期大学紀要. 2013；28：113-123.

29) 坂西友秀. 集団における人間行動の社会心理学的考察. 埼玉大学紀要　教育学部. 1990；39（1）：1-17.

30) 井上さくらほか. 顔形態印象の客観的評価技術の開発. 日本化粧品技術者会誌. 2000；34（3）：249-254.

31) 宇山侊男. メーキャップの心理的有用性. 香粧会誌. 1990；14（3）：163-168.

32) 前田忠志. 脳と言葉を上手に使う　NLPの教科書. 実務教育出版, 2012.

33) 岡田尊司. マインド・コントロール　増補改訂版. 文藝春秋社, 2016.

34) 九島紀子, 齊藤　勇. 顔形態と化粧の差異による希望される関係性の検討. 立正大学心理学研年報. 2016；7：65-83.

35) Dion K, et al. What is beautiful is good. J Pers Soc Psychol. 1972；24（3）：285-290.

36) Patzer GL. Source credibility as a function of communicator physical attractiveness. J Business Res. 1983；11（2）：229-241.

37) Hatfield E, Sprecher S. Mirror, mirror：The importance of looks in everyday life. State Univ New York, 1986.

38) 永井麻理. 化粧と顔の形態的特徴の違いが女性の人物印象評価に与える影響. 人間科学研究. 2007；20 suppl：78.

39) 香原志勢. 顔と表情の人間学. 平凡社, 2000.

40) 藤本浩一. 化粧における非対称性. Cosmetology. 2001；9：136-141.

41) デズモンド・モリス, 日高敏隆訳. 裸のサル　動物学的人間像. 角川書店, 1999.

42) Workman JE, Johnson KKP. The role of cosmetics in impression formation. Clothing and Textiles Research J. 1991；10（1）：63-67.

43) 高木　修監修, 大坊郁夫, 神山　進編. 被服と化粧の社会心理学. 北大路書房, 1996.

44) デズモンド・モリス, 石田かおり. 「裸のサル」は化粧好き. 氷龍堂, 1999.

45) Levenson RW. Basic emotion questions. Emotion Review. 2011；3（4）：379-386.

22. 人の老化と美の劣化

　人間はうまく自分の役割をこなしているように見えるが，本当はこの世に幻想，自発性，愛，幸福への願望を抱いている．それが，齢を重ね老化していくと，無益な存在であることを自覚しつつ，社会的機構から外れただけで人々との絆が切れてしまう．美しく老いることは真理なのであろうが，容易ではない[1]．

　孔子の言葉を弟子がまとめた論語の「為政」編の後半に，「四十歳になってあれこれと迷わず，五十歳でようやく天命を知るに至り，六十歳ともなると，人の話を素直にきける余裕も出てき，七十歳では，もはや心の思うままにふるまっても，道義から外れることがない」という境地に至ったという内容であるが，今からざっと2500年前の論考である．したがって，ここでの50歳は，現代での50歳では当然ないとしても，含蓄のある内容ではある．

　老いてくれば，外面美より内面美がより魅力的となる．年齢を重ねていくにつれ，外見の美しさが衰えていくことは嫌なことである．しかし，年齢とともに時間をかけて丁寧に知識や経験を積み重ねていくことで，人生を積極的に生き抜いてくるという自信にあふれてもくる．その自信は穏やかなしぐさや柔らかな微笑となって現れ，周囲の人に好印象を与え，それが自分らしく輝いて生きるということとなる．これまでは老いを念頭に入れずに，金で買えるきれいさを中心に，しかも対象となる年齢層は比較的若い層であったが，本来の美しさは金では買えず，自分自身の努力でつくりあげていくしかないため，そこには強さがある[2]．「老いの美」「年を重ねた美」があるとすると，今までの「美」は何であったか？

　見えない心と見える顔との良いバランスなのか？　若い層への美の施しに関し，しばしば「患者さんのQOLを高める結果となり」と症例を紹

介し，施術の完成と満足度を間接的に言及している報告が多い．しかし，ここで取り上げる対象は，もはやQOLでなくQODの域であり，時間軸が中心となっての議論である．

チベット密教仏教ニンマ派の経典のなかに，「人間にとって，生まれること，年をとること，病気になること，死ぬことの四つは，必ず直面しなければならない大きな苦しみである」[3]．つまり，端的には，山折哲雄や五木寛之が使用している「生老病死」の四苦である．したがって，人は「老いる」ことは避けられない．しかし，アンチ・エイジング，ヘルス・エイジング，エイジング・ウエルなどの言葉があるように，上手に「老いる」ことは受け入れられるが，「老い」現象に伴い「美」が損なわれることだけは，できれば避けたい．これは，全身的な健康管理のもとで，できれば個人寿命＝健康寿命となりたい願望があるためである．

先にQOLの対語としてQODに触れたが，死に方を研究し生き方を学ぶことである[4]．つまり，医学が人間学だとすれば，QODの大切さがわかるだろう[5]．加齢と老化を混同して使用している場合が多々見受けられるので，整理してみよう．加齢（aging）とは生から死までの物理的な時間経過を意味し，不変的なものであるので，すべての人に平等に起こっている現象として捉えられる．一方，老化（senescence）は，身体的ピークの後の身体的・精神的な衰えのことをいい，成長期以降，加齢に伴う生理・生体機能（たとえば筋力，神経伝導速度，肺活量，病気に対する抵抗力）の低下を意味し，機能低下の速さは人により個人差がある．したがって，人は"加齢"の間に"老化"が進行する．老化が起こる要因として，活性酸素による酸化，ストレス，ホルモン・レベルの低下，免疫力の低下，遺伝子の異変，あるいは細胞機能の低下などがあることは，よく知られている[6,7]．

老化を具体的に考える前に，老化と対峙する成長とを一緒にみてみる．遺伝的に決まっているとされる成長の過程は，よほどの環境の変化がないかぎり，人間の成長は誰でもほぼ同じなので，個人差はない．同じように遺伝子が支配的と見られる老化は，成長のときに目立たなかっ

た個人差がありすぎる．したがって，老化には遺伝子だけで説明しきれ
ず，精神的，肉体的な要因で，老化の質や早さに個人差があることは，
経験的に知っている[8,9]．曽野の著[10]にあるように，「晩年にこそ，僥倖
（思いがけない幸い）が詰まっている」ので，人間が熟れてくるのは中年
以後であるとの見方もある．

　外見が若い人は内面も若いというのは，一般の人にも理解しやすい．
ある研究[11,12]によると，見た目年齢が実年齢より若い人ほど，身体機能，
握力，認知機能が高く，細胞の寿命に関係すると言われる染色体の「テ
ロメア」が長く，長寿の傾向があるとのことである．美容外科医療で外
見が若くなった場合の，内面に与える影響，効果について，知りたいと
ころではある．

　現状での形成外科の施術内容は，「静の美」を患者の顔に整えるのを
究極の目的としているが，施術後の患者の「動の美」に対する配慮に欠
けてはいる．しかしこれは，むしろ患者の責任でもある．ましてや，
種々の形成施術を受けた患者は自然に衰え，今まで言及した通り，それ
は避けられない．としても，決して本来の美まで損なわれたわけでな
く，かえって内なる真の美がにじみ出てくるのである．

　現在の顔の「美」の基準が将来にも同じ基準であり続けるという保証
はない．年を重ねるに従い，身体のいたるところは明らかに変化してく
る．今獲得した顔の「美」と同じ顔で20年後，30年後を過ごせる自信の
ある人は，そう多くないであろう．患者の年齢相応の形成施術内容，ま
してや年齢より老けたような結果となる形成施術内容を，いまだみたこ
とがない．すべて実年齢よりも若く見えるような結果を目標としての施
術である．したがって，今獲得した形成結果が醸し出す年齢と実年齢と
のズレが，これから先数年，数十年で，不自然とならないことにも注視
することが必要であろう．人の老いと美の衰えは，同時にしかも同じ方
向で進行するが，それらは異次元での出来事であるところに，それぞれ
個人の認識で差異が出てきて，問題をさらに厄介にしている．

　最後に，口の中の老化と歯科の人工補綴物ついて考えてみよう．歯科

インプラントという人工歯根を体内に入れ，通常では半年くらいでインプラント材と周囲の硬・軟組織との融合が見られ，患者は従来の咬合・咀嚼・審美を機能的に回復する．しかし，無機質であるインプラントは，長い時間軸を見てもほとんど劣化・変質・脆化を呈しない．一方，受け皿である生身の患者は，健康を維持しているとはいえ，不可逆的に老化・劣化をしている．したがって，初期の期待していたインプラントの寿命は日々危険に晒されているわけであり，整形外科分野のインプラントも含め，これら人工補綴物の余寿命法の確立が待たれる．

文献

1) ポール・トゥルニエ，山村嘉己訳．老いの意味　美わしい老年のために．ヨルダン社，1975.
2) PHP編集部編．50代から人生を楽しむ人，後悔する人．PHP研究所，2015.
3) 中沢新一．虹の階梯．中央公論社，1993.
4) 天外伺郎，瀬名秀明．心と脳の正体に迫る　成長・進化する意識，遍在する知．PHP研究所，2005.
5) 遠藤周作．生き上手　死に上手．海竜社，1991.
6) 後藤佐多良．老化と加齢．Dr.Goto の老化研究所　健康長寿 (http://www.mnc.toho-u.ac.jp/v-lab/aging/doc1/doc1-01.html).
7) 後藤佐多良．基礎老化学入門―老化の基本概念と論点．細胞工学．2002；21：704-708.
8) 保志　宏．ヒトの成長と老化―発生から死にいたるヒトの一生．てらぺいあ，1988.
9) 福島県．知っていますか？―その4―「成長と老化」(https://www.pref.fukushima.lg.jp/sec/21840a/utujisatumamoru-17.html).
10) 曽野綾子．老いの僥倖．幻冬舎，2017.
11) Christensen K, et al. Age trajectories of genetic variance in physical functioning：a longitudinal study of Danish twins aged 70 years and older. Behav Genet. 2003；33(2)：125-136.
12) Christensen K, et al. Perceived age as clinically useful biomarker of ageing：cohort study. BMJ. 2009；339：b5262.

23. 自分の顔，実像と鏡像

　人間の顔は非常に多種多様であり，完全に同じ顔の人間はこの世には存在しない．そして，顔はとても重要なものである．外部から誰にでも見えるものなので，機能的にも重要となる．

　硬い頭蓋骨は脳という一番重要な臓器を守っている．顔にはあらゆる感覚が集中し，特別な感覚（視覚，聴覚，嗅覚，味覚）そして言葉を発する口がある．顔を構成しかたどる骨に備わっている筋肉は，表情を伝える役割を果たし，表情は世界共通の感情表現方法であり，しかも社交的な発信号でもある．次に筋肉を覆っているのが皮膚で，皮膚は複雑な三次元構造でできており，まぶたみたいに薄いところもあれば，頬のような厚いところもあり，色もさまざまである．さらに顔には感覚器も備わっている．

　これらの機能をわれわれは，日常無意識のうちに上手に利用して，情報の授受を行っている．このように，大切な顔であっても，誰一人，本当の自分の顔を直接見たことがない．自分の顔を鏡を通してじっくりと観察すれば，年を重ねると，いろいろと気が付くことが出てくる．特に男性はあまり真剣に自分を観察していない人も多いが，女性は一日のうちのかなりの時間を，鏡の前で自分の顔の観察に費やしている．美容面でも健康管理面でも，大切なことである．

　鏡にうつる顔，写真にうつる顔，電車の窓にうつる顔が違う顔に見えるが，どれが本物の自分の顔なのか？　「自分で撮った写真の顔と，他人が撮った写真の顔がどこか違う」「鏡にうつる自分の顔と写真にうつる自分の顔は違う顔のように見え，どちらが本物の私の顔なのか？」などの問いがあるなかで，自分の顔を鏡で見るときは，自分の顔をリアルタイムで確認することができる．

　人間以外で顔を鏡の中で認識できるのは，類人猿，アジア象，カササ

ギ，バンドウイルカとされている．鏡を覗けば，そこには「自分」を眺めている「自分」がいる．われわれの顔は，われわれ自身の内面につながる外側のイメージとして捉える．顔はそして，われわれの祖先と子孫の将来をもつなぎとめる存在感がある．

　空間を知覚する感覚の基礎であり，視覚を通じて構成される行動空間のことを視空間といい，視覚だけでなく，重力によって生じる感覚なども，視空間を規定する重要な要因となり，上下・前後・左右の3つの軸で表される方向をもっている．それに対して，物体も同じように，上下・前後・左右の方向あるいは「側」ともいえる方向をもつとされる．視空間の上下・前後・左右は基本的に身体の上下・前後・左右と一致している．人間の身体そのものの上下は天と地の方向，言い換えると重力の方向と一致している．前後はそのものずばりで，あらゆる意味合いで前方と後方に一致している[1]．左右軸は最後に決まるので，「左右軸の従属性」[2]という概念が与えられている．

　写真にうつった自分の顔が，多くの他人から見て「よく撮れている．感じが出ている」と証明された場合でも，自分一人だけにはどうも少し感じが違うように思われるときがある．その原因の一つには，自分が自分の真の顔を見ることができず，常に鏡によってのみ知っているので，すなわち「鏡像記憶」による錯覚がもたらす感じの違いである[3]．

　鏡面上で，実像が左右反転する事実をうまく利用したのが救急車である．欧米でよくみられる救急車の前面にある「AMBULANCE」の文字は左右反転しており，後方から来る車がバックミラーで救急車と認識できるようになっている．

　鏡に自分をうつすということは，それは物質的対象としての自分とじかに向き合うことである．＜見る自分＞と＜見える自分＞との裂け目に自分を投げ込むことであると言ってもよい．しかし，鏡の中をいくらのぞき込んでも，＜見るわたし＞に＜見えるわたし＞は見えてこない．あるいは，対象としてデフォルムされた＜わたし＞しか見えてこない．そこには，他者が不在であるからだ[4]．

205

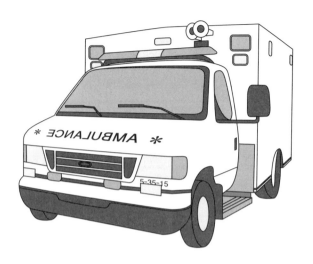

　人間の脳は，相手の顔を認識するとき，その対象者の左側（見られている者にとっては右側）の顔の情報を基に，その対象者のイメージを判断するといわれる．それは，左目から入った情報が，芸術的創造性を担う脳の右半球に行くからである．ヒトが顔を認識するときに，脳の右半球に依存しているため，左視野からの情報がより印象に残る[5]．つまり，人は向かって「左側」の情報のイメージを印象づけやすいというわけである[6]．

　われわれは，左右反対の自分しか見ることはできない．そのうえ人間の顔は，ほとんどが左右非対称である．左目のほうが大きい，右の口角のほうが上がっている，左眉が下がっている，左のエラのほうが張っているなど，観察すれば多くのズレが見えてくる．さらに，自分が普段見ている鏡にうつった顔は，左右反転した虚像である．この実像と鏡像とでは，印象だけでなく，「美しさ」までも違うはずである．左右差を理解することも大切だが，嬉しい，楽しい感情が左右対称に現すことができれば，さらに好印象となるはずだ．

文献

1）吉村浩一．鏡の中の左利き　鏡像反転の謎．ナカニシヤ出版，2004．

2) 多幡達夫. 鏡像の左右逆転・非逆転：物理的局面からの解明. Cognitive Studies. 2008；15(3)；512-515

3) 高野陽太郎. 鏡映反転　紀元前からの難問を解く. 岩波書店, 2015.

4) 鷲田清一. じぶん・この不思議な存在. 講談社, 2018.

5) Geffen G, et al. Interhemispheric effects on reaction time to verbal and nonverbal visual stimuli. J Exp Psychol. 1971；87(3)；415-422.

6) Rizzolatti G, et al. Opposite superiorities of the right and left cerebral hemispheres in discriminative reaction time to physiognomical and alphabetical material. Brain. 1971；94(3)；431-442.

24. あとがき

　今から40年ほど前，初めてチェーノフの論文に出会ったときの興奮は，いまだ鮮明に記憶している．多層からなる次元の情報を，顔の無数に近い情報発信能力のツールとして捉えた，見事に画期的な論文であった．筆者も顔法を利用して，天気図の顔表示，構造物の破壊分析法への応用，痛みの顔表現法などの論文を出した．しかし，顔そのものが元来もつ意味には，今回の執筆の機会を得るまで考察する機会はなかった．

　顔ID時代が到来している現在，どこまで美化を目的とした「顔いじり」が進んで良いものか，疑問がある．また逆に，匿顔の時代ともいわれ，顔を見せないコミュニケーションが可能となった．相手に表情がわらないだけに，言葉の暴力はときとして凄まじいものがある．

　人間の心が外に向かったとき，身体・言語・意識の三つの門を通して表現する．品位やマナーは，完成された美の様式であるので，それ一つで十分に全人格がわかってしまうことにもなりかねない．神から授かった知性と知識を磨くのは，個人に与えられた責任であるはずだが，残念ながら多くの人はこれを怠っている．心を磨くと，おのずからその美が顔を出し，それも深みをもった美となる．外見を気にする人は，そのぶん見えないところが脆くなる．つまり，心の美は正しく個人の美に対する意識と感覚に直接関係する．

　整形ではなく「形成」であるため，美への探求に一歩深く入り込んでいる．しかも，美学であるため，多面的に形成された顔の美を考える．顔は，非言語コミュニケーションの最強の道具として，情報の発信側と受信側の反応に多くその役割が課せられる．ときとして，無意識のうちの顔の表情が，その個人の人格，履歴までも映し出す場合がある．つまり性格は「顔」に出るのである．その他，生活は「体型」に，本音は「仕草」に，美意識は「爪」に，潔癖感は「髪」に，品格は「食べ方」に，芯の強さ

と誠実さは「声」に，ストレスは「肌」に，落ち着きの度合いは「足」に，人間性は「弱者への思いやり」に出ると言われている．現状での形成外科なり，審美整形外科の施術内容は，結局のところ「静の美」を患者の顔に整えるのを究極の目的としているが，施術後の患者の「動の美」に対する配慮に欠けており，これをも含めたケアが必要である．

顔学は，そもそも実物の顔の表情と，その裏にある一人ひとりの情報，感情などを考察するものである．そして，多岐にわたる情報を，顔のパーツのそれぞれに割り当てて，一つのまとまった顔を創造するという情報表現手法である．美容整形が盛んとなっている現在，自己の身体イメージを改善する方向に走り出すと，次々と気になりだしてしまう場合もある．そこには，悩む心の癒しであるはずの術式が，かえって自己のアイデンティティを奪うようなことになりかねない危険も含まれている．

今現在，「こんな顔が美しい」という基準は，将来にも同じ基準でありつづけるとは限らない．美容整形は，「こうなりたい」「あんなふうに美しくなりたい」という夢を叶えてくれるものではある．しかし，手術後と同じ顔で20年後，30年後をすごせるか？　年を重ねれば身体のいたるところは，あきらかに変化する．しかも，不可逆的な変化である．

したがって，その「いま」が30年後の「後悔」につながらないよう思いをいたすこと，自分の20年後，30年後のイメージをもつことが，長い目で見た「美」の追求といえるのではないかと，宮永はその著「美女の骨格」[1]のなかで述べている．たしかに「美」の寿命と，患者の寿命との兼ね合いも，患者自身のQOLと関連して重要な課題である．施術者の責任と施術内容の品質保証，美意識と患者個性への変化への責任は，どのようになるのか？　同じ内面からくるメッセージが，施術前後で同じ顔表現として出てくるとは，にわかに想像できかねる．したがって，相手と対面しているとき，見えない自分を見て対話している相手はどのような感じ取りをするのか，その変化は？　と疑問は尽きない．

本書を書き進み，いよいよ結言の部分に差し迫ったとき，下記のよう

な不幸な知らせが飛び込んできた．フランスのアミアン大学病院で，2005年に世界初の顔面移植手術を受けたフランスの女性イザベル・ディノワールさんが2018年4月に亡くなった知らせである．49歳であった．プライバシーを望む遺族の意向に従って，メディアに死亡記事は載せなかったということで，亡くなったのは2016年9月であった．ディノワールさんは飼い犬に襲われて顔に大けがを負い，38歳のときに顔面の移植を受けた．彼女は手術の1年後，「これは他人の顔かもしれない．でも鏡をのぞくと私自身が見える」と話していたが，後には，「鏡を覗き込むと，ドナーともども2人の入り混じったものが見えるのです」とか，「このドナーは，いつも私と一緒にいてくれます」[2]とも話し，複雑な内面を吐露してもいた．さらに，雑誌「ナショナル・ジオグラフィック」2018年9月号に，顔移植を最近受けた症例に基づき，「移植された顔は，若い女性患者にどのような影響を与えたか」の副題で，長い論文が掲載されている．

　新しい知識は既存の知識体系のなかで理解され，判断され，うまくいけば咀嚼される．真実として受け入れられると，やがて常識となる．しかし，また新たな知見が入ってくると，常識との葛藤が始まる．真実と判断されてきたことが真実ではないとすると，さらに新たな知識体系が求められる．この繰り返しが，時代とともに繰り返される．すなわち，何かのきっかけで新事実が発見されると，別の新事実の発見を促すことになる．日常生活では，既存の知識体系が崩れると，新たな知識体系への変革が求められる．科学の世界でも同様で，常に変革が求められる．常識を疑うことは，真実を明らかにしようとする科学にとって，基本的な行為である．筆者は本書を通して，新しい学問創りを試みたつもりであるが，未完であり，結論めいた発信には至っていない．

　本書のなかで，いろいろな情報を提供してきたが，ここに興味ある文を紹介しよう．高田は，その著「環境と観光」[3]のなかで，発信される情報には手段として，アナログ情報とデジタル情報があり，さらに発信された情報には，メッセージ性（情報の機能が人間の身体外の物や制度に

作用し，その機能や効率を上げる)とマッサージ性(情報の機能が人間の感覚器官に作用し，喜ばせ，楽しませる)の二面性をもつと記述している．これらの要素が巧みに影響しあって，下図に紹介されているように，4つの象限にうまく収まる．したがって，読者が自分の情報を他人に発信するときには，どの象限の性質をもった情報かあらかじめ意識すると，自ずから選ぶ言葉も決まってくるように思われる．

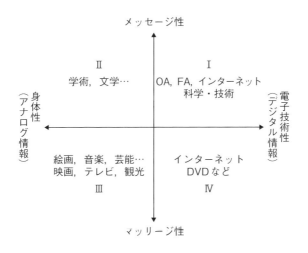

情報の伝達でも，内容が芸術表現やデザインとなると，従来は複雑すぎていたが，ベンぜら[4]のサイバネティクスに近い概念のもとに，情報美学が確立された．これは，芸術表現を合理的，客観的に理解するための画期的な新しい学問で，コンピュータ時代の芸術に革新的アイデアをもたらした．彼らの情報の整理の仕方が，前述の高田の図と酷似しているので，参考のために筆者が手を加えて作図したのもここに添えた[5,6]．

「本」には，いろいろな顔がある．「わかったふりをして，読み進みことを許してくれる本」「絶対に理解ができるまで，じっと待っていてくれる本」「まずは買っておく本」「積んどく本」「いく度でも読み返せる大切な本」などである．私の蔵書5千冊余の本には，それぞれ自分のこういった思いが染みついている．また，私の本棚には別格コーナーがあり，い

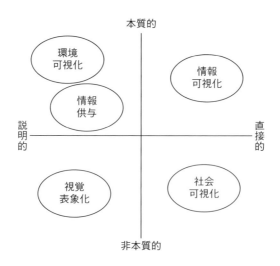

く度でも読める本が置いてある.

　余談であるが,絵一枚でも選ぶとき,選んだ絵を壁に掛ける位置など,毎日のように視界に入ってきても邪魔でないようにと,誰でも決めるはずである.音楽にしても,いつでも聴ける作品なり,作曲家が誰にでもいるはずだ.ときどき,「この一行,一節に,著者はどれほどの時間を費やしたのであろうか?」と,思うことがある.それを思うと,速読などは私のなかでは到底許される読書法ではない.

文献

1) 宮永美知代. 美女の骨格　名画に隠された秘密. 青春出版社, 2009.
2) 世界初の顔面移植を受けた女性,49歳で死亡(https://www.cnn.co.jp/world/35088689.html).
3) 高田公理. 環境と観光. 神崎宣武編著. 文明としてのツーリズム　歩く・見る・聞く, そして考える. 人文書館, 2005.
4) M.ベンゼ, 草深幸司訳. 情報美学入門　基礎と応用. 勁草書房, 1997.
5) 池田光穂. 情報美学の基本について(http://www.cscd.osaka-u.ac.jp/user/rosaldo/16_information_esthetics.html).
6) Lau A, Moere AV. Towards a model of information aesthetics in information visualization. 11th Intl Conf on Information Visualization, 2007.

索　引

【あ】
顎…104
アスペクト比…129, 147
新しい黄金比…130
阿部公房の「他人の顔」…32
アリの社会…153
アンチエイジング…22

【い】
医食同源…157
色の雑音…88
印象因子…61
陰の呼吸…185

【う】
失われた美の回復…116
内なる心的現象…187
右脳の感情…183

【え】
笑顔…183
エクマン…183
エステティックライン
　　（Eライン）…95
エストロゲン…164
エントレインメント…73

【お】
老いの美…200
黄金比…129, 147
大江健三郎の「個人的な体験」
　　…32
オトガイ筋…188

【か】
外見的魅力…168, 179, 184
外見年齢…22
外面美…181
顔学…37
顔（反応性）細胞…64
顔採用…174

顔識別処理…52
顔全体の情報…161
顔知覚の発達…54
顔馴染み…37
顔認識システム…59, 119
顔の視覚情報処理…166
顔の力…36
顔の同定能力…56
顔の倒立効果…52
顔パーツ…94, 166
顔美…1
顔法…208
顔見知り…37
顔魅力…160
顔を読む…62
学際的…4, 18
覚醒水準モデル…142
可塑性（修復，調整，心）…65
カニングハム…161
加齢…201
観相学…62
感情動作…79
感情判断…46
感情表出…49
感情表情…40
感性…9
顔面の移植…210
眼輪筋…188

【き】
利き耳…97
利き目…100
北杜夫の「楡家の人々」…32
機能美…15, 129
頬筋…188
鏡像（記憶）…205
虚像（左右反転）…206
距離学…85
嫌い…43
筋肉…105

【く】
空間周波数構成…65
空間認知…89
口…101

【け】
形態心象因子…61
化粧…191
化粧の三要素…197
言語隠蔽効果…57, 63
健康格差…157
言語情報…72
言語調整動作…79
言語による伝達（コミュニ
　　ケーション）…72

【こ】
口腔…100
口腔顔面痛…127
咬合機能…104, 126
高コンテクスト文化…82
公衆距離…87
構成平均顔…133
後天盲…58
幸福医学…120
口輪筋…188
五感…50
個体距離…87
好ましさ…147
（対人）コミュニケーション
　　…48, 66, 71, 73
コルチコトミー法…127

【さ】
左側偏向…141
左脳の理性…183
左右対称…42, 136
左右非対称…42, 137

【し】
視覚刺激…67

213

視覚情報…72
視空間…205
自己開示力…145, 194
自己肯定…146
自己受容…106
自己認知不調…1
示差性効果…53
質感因子…169
実像…205
自閉症…110
シミュラクラ現象（類像現象）
　…98
社会距離…87
社会的価値観…193
社会脳…18
社会判断…46
社会美学…25
斜視…138
情報エントロピー…150
情報機能…31
情報消化不良…1, 150
生老病死…201
職種別平均顔…133
食の美学…156
自律神経…189
歯列矯正…124
新顔…37
人格印象…61
神経言語プログラミング…74
神経美学…17, 19
身体異常形態不調…1, 115
身体イメージ…209
身体的特徴…77
新陳代謝…107
審美歯科…122
審美形成外科…128
審美臨床外科…3

【す】
好き…43
ストレス・コーピング…145
（顔の）素早い信号…70

【せ】
整形外科…113
生体認証…59
静的存在…92, 94

静的な「顔の形態美」…40
静的な形…191
（顔の）静的な信号…70
性的二型…163
静の美…5, 99, 202
青銅比…131
積極認証…60
潜在意識…21
先天盲…33, 58
前頭筋…187

【そ】
造形美…168
相貌失認症…55
側頭連合野…64
咀嚼機能…104, 126
外なる物的現象…187

【た】
第一印象…179
対称性…147
対人コミュニケーション…82
対人魅力…178
第二印象…180
体壁系の臓器…30
多重通信システムとしての顔
　…44

【ち】
チェーノフ…208
チャールズ・ベル…49
聴覚刺激…67
聴覚情報…72
陳述的記憶…64

【て】
デイヴィッド・ヒューム…10
適応動作…79
出来事記憶…64

【と】
動的存在…92, 97
動的な「顔の表情美」…40
動的な表情…191
糖尿病…152
動の美…5, 99, 202
ドリアン・グレイ効果…172

【な】
内臓系の臓器…30
内面美…181

【に】
西田幾多郎…4, 10
認知的脱抑制…151
認知的抑制機能…151

【は】
歯…103
バイオメトリクス…59, 93
白銀比…131
パーソナリティ…72
（健康な）パーソナリティの
　基準…88
パーソナル・スペース…86
肌…106
パターン認識…51
バックトラック…75
パーツの魅力…61
鼻…94
歯の漂白…103, 123
ハロー効果…172, 179

【ひ】
ヒアルロン酸…115
非言語行動…80
非言語的パーフォーマンス…
　81
非言語による伝達（コミュニ
　ケーション）…72, 80, 185
美意識…12
美学…7
美顔…1
美術解剖学…91
美人の基準…13
額…104
美的安心度…129
美的快感…27
美的価値観…20, 193
美的経験…12
美的形式原理…14
美的訴求力…196
美の衰え…202
美の絶対性と相対性…10
美の美学…7

美の力学…7
皮膚…106
美容外科…113
表情…46
表情記述法…183
表情筋…43, 185, 187
表象動作…79
表情の解読能力…63
表情の表出能力…63
表情美学…187
表情美人…189
表情分析…190
美容整形…114
美容皮膚科…114

【ふ】
ファンデルワールス力…85
復顔…92
腹話術効果…67
不思議な存在感を放つ人…174
プチ整形…115
古顔…37
プロクセミックス（近接学）…87

【へ】
平均性…147
ペーシング…76
偏桃体細胞…65

【ほ】
ボトックス注射…115
ホルモン…165
本音の顔…184

【ま】
間…86
間合い…85
マズローの欲求階層説…156
マッチング仮説…178
眉（眉毛）…100
マレービアンの法則…72, 180

【み】
味覚の種類…157

三島由紀夫…32
密接距離…87
耳…96
身元判断…46
ミラーニューロン…19
魅力（の手がかり）…109, 145, 148
魅力的な顔…133

【め】
目…97
明眸皓歯…103, 191
メーキャップ…194
メタ認知…47
メッセージ…77

【も】
目次としての顔…29
文字の騒音…88
モーフィング…164

【や】
薬食同源…157
ヤマアラシのジレンマ…85

【ゆ】
（顔の）ゆっくりした信号…70

【よ】
良い遺伝子説…163
陽の呼吸…185
（自己実現の原動力となる）欲求…88

【ら】
ラポール…73, 194

【り】
理論的な（よそゆきの）表情…184

【れ】
礼儀正しい無視…79
例示動作…79

【ろ】
老化のサイン…107, 201

ロバート・ソマー…86

【A】
Aesthetics of Beauty…7

【B】
Beauty and Body Dysmorphic Disorder (BBDD)…1, 115

【C】
Comotic…192
Cosmetics…192

【D】
Dynamics of Beauty…7

【F】
Facio…3, 29
FACS（Facial Action Coding System）…183

【L】
LEP（logic-ethos-pathos）…81

【N】
NLP（Neuro-Linguistic Programming）…74

【P】
Prosopagnosia…55
Proxemics…87
PMTC（Professional Mechanical Tooth Cleaning）…123

【Q】
QOD…118
QOL…117, 209

【S】
Sexual dimorphism…163
Simulacra…98

【Y】
You are what you eat…159

【著者略歴】

押田 良機
（おしだ よしき）

1964年	早稲田大学理工学部金属工学科卒業
1967年	シラキュース大学工学部材料工学科修士修了
1970年	早稲田大学理工学研究所大学院卒 工学博士
1978年	シラキュース大学工学部機械工学科 ポスト・ドク研究員
1980年	シラキュース大学工学部機械工学科 助教授
1990年	インデアナ大学歯学部歯科材料科 教授
2004年	インデアナ大学歯学部退官, 名誉教授
2004年	シラキュース大学工学部研究 教授
2010年	カリフォルニア大学サンフランシスコ校歯学部歯科材料科 非常勤正教授

顔美学
見られる顔から見せる顔へ　　　ISBN978-4-263-46146-4
2019年5月10日　第1版第1刷発行

著　者　押　田　良　機
発行者　白　石　泰　夫
発行所　医歯薬出版株式会社

〒113-8612　東京都文京区本駒込1-7-10
TEL.（03）5395-7634（編集）・7630（販売）
FAX.（03）5395-7639（編集）・7633（販売）
https://www.ishiyaku.co.jp/
郵便振替番号 00190-5-13816

乱丁, 落丁の際はお取り替えいたします　　　印刷・真興社／製本・明光社
© Ishiyaku Publishers, Inc., 2019. Printed in Japan

本書の複製権・翻訳権・翻案権・上映権・譲渡権・貸与権・公衆送信権（送信可能化権を含む）・口述権は，医歯薬出版（株）が保有します．

本書を無断で複製する行為（コピー, スキャン, デジタルデータ化など）は，「私的使用のための複製」などの著作権法上の限られた例外を除き禁じられています．また私的使用に該当する場合であっても，請負業者等の第三者に依頼し上記の行為を行うことは違法となります．

JCOPY ＜出版者著作権管理機構 委託出版物＞

本書をコピーやスキャン等により複製される場合は，そのつど事前に出版者著作権管理機構（電話03-5244-5088，FAX 03-5244-5089，e-mail：info@jcopy.or.jp）の許諾を得てください．